健康医疗人工智能指数报告 2024
——慢病防治主题

HEALTH AI INDEX REPORT 2024
——Chronic Disease Prevention and Control Theme

主　编　詹启敏　董尔丹

副主编　张路霞　杜　建

科 学 出 版 社

北 京

内 容 简 介

健康医疗人工智能（Health AI）是全球医疗领域人工智能技术相关研究的新热点。本书是继2020年首次正式发布之后的第5个年度报告，由北京大学健康医疗大数据国家研究院的专家根据健康医疗人工智能领域已发表的科学出版物、获批专利、已注册的临床试验和获批上市的人工智能医疗器械为基础数据撰写。内容涵盖科学研究概览、科学技术交叉、人类-机器协同、人工智能医疗器械和特定领域的热点分析5个方面。

该报告与首版相比拓展了注册临床试验的数据集，增加了关于临床实验人群代表性分析和临床试验多重证据来源可比性分析，在多维度科技创新数据的基础上进一步向临床证据数据拓展。同时，该报告针对全球健康威胁最大的慢病领域，开展多维度科技创新的热点分析，揭示人工智能技术在慢病防治领域的赋能场景和应用潜力。该报告全面系统地回顾分析了健康医疗人工智能领域近10年（2014—2023年）全球科学研究、专利技术和临床试验的规模、结构和发展趋势，并结合中国的情况进行比较研究，对该领域的现状进行了全面的阐释和解读。在我国健康医疗人工智能领域的研发布局、战略规划、人才培养及学科交叉方面具有重要的参考价值。

本书可供健康医疗人工智能相关的临床医护人员、疾病防控人员、健康产业从业人员、前沿科学技术研究人员、健康医疗大数据相关工作人员及国家卫生管理部门参考。

图书在版编目（CIP）数据

健康医疗人工智能指数报告 . 2024 : 慢病防治主题 / 詹启敏 , 董尔丹主编 . -- 北京 : 科学出版社 , 2025. 6. -- ISBN 978-7-03-082570-4

Ⅰ . R199.2-39

中国国家版本馆 CIP 数据核字第 2025UN0533 号

责任编辑：王海燕　徐卓立 / 责任校对：张　娟

责任印制：师艳茹 / 封面设计：牛　君

科学出版社 出版

北京东黄城根北街16号

邮政编码：100717

http://www.sciencep.com

北京画中画印刷有限公司印刷

科学出版社发行　各地新华书店经销

*

2025年6月第　一　版　开本：720×1000　1/16

2025年6月第一次印刷　印张：9

字数：143 000

定价：98.00 元

（如有印装质量问题，我社负责调换）

《健康医疗人工智能指数报告 2024——慢病防治主题》编著者名单

主　编　詹启敏　董尔丹

副主编　张路霞　杜　建

编著者　（按姓氏笔画排序）

王　桐　康复大学生命科学与健康学院

史轩宇　北京大学健康医疗大数据国家研究院

杜　建　北京大学健康医疗大数据国家研究院

李鹏飞　浙江省北大信息技术高等研究院

张路霞　北京大学健康医疗大数据国家研究院

赵文静　北京大学健康医疗大数据国家研究院

贺子璇　北京大学健康医疗大数据国家研究院

郭　欣　北京大学第三医院

董尔丹　北京大学第三医院

詹启敏　北京大学健康医疗大数据国家研究院

戴婉薇　北京大学第三医院

序

很高兴看到由詹启敏院士、董尔丹院士担任主编，北京大学健康医疗大数据国家研究院组织撰写的我国首部全球性《健康医疗人工智能指数报告》正式出版。

健康医疗人工智能这一创新领域对接着两大国家战略：一是健康中国，是落实习近平总书记强调的“科技创新要面向人民生命健康”的具体体现；二是科技强国，健康医疗人工智能已成为我国科技优先布局的战略前沿领域之一。近年来，我国对于优质医疗资源可及化、均衡化的追求催生着医疗人工智能覆盖面不断扩展、内涵不断深化，对于医学模式的变革正在起到不可替代的驱动作用。在新的医疗服务模式方面，通过人工智能手段学习或借鉴先进疾病管理和临床诊疗经验，并向基层医疗卫生机构推广，对于解决医疗资源分配不均衡的问题具有重要意义。另外，对于医学科研而言，医学和健康作为典型的数据密集型科研领域，“假设驱动、实验验证”和“数据驱动、发现知识”两种医学科研范式共同促进着医学科技进步，而人工智能正是数据驱动的医学科研最关键的方法和技术之一。

本报告中，至少有两点让人印象深刻。一是坚持需求导向。报告分析了健康医疗人工智能的技术谱和疾病谱，这可能会引发大家的思考，人工智能到底应该聚焦那些负担最重的疾病，还是应该聚焦它可能发挥最大影响的地方？对于高负担疾病，如心血管疾病、恶性肿瘤等，人工智能将在疾病智能诊疗方面发挥重要价值；同时，人群健康管理又是人工智能发挥最大影响力的领域，充分将预防理念融入大健康，所以两者并不矛盾。二是体现了循证思维。报告结合了数据和证据，坚持客观理性，并特别强调了需要将循证理念引入健康医疗人工智能的疗效和安全性评价，需要严格规范的人工智能相关临床研究设计和临床报告规范指南。这是促进健康医疗人工智能高质量证据积累，最终促进其落地应用，发挥其真正价值的关键。同时，报告也以“将健康医疗领域划归为与 AI 有契约的‘应许之地’”的观点，考虑到人文关怀在医学中至关重要且无法被任何技术系统替代的价值，为报告增添了一丝丝温情。

总体上，该报告提供了健康医疗人工智能领域基础研发、临床试验等方面的客观数据和证据，也分析了我国的表现，相信一定能为我国在该领域相关的战略规划、研发布局和临床应用方面提供重要参考。同时期待后续系列性、持续性的报告发布，成为服务国家健康医疗人工智能基础研发和创新应用的重要智库品牌，为健康中国的实现、为广大人民的健康保障助力！

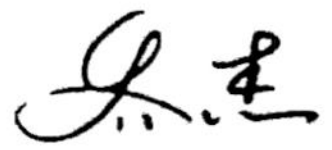

中国工程院院士
中国科学技术协会全国委员会副主席
北京大学常务副校长、医学部主任
北京大学第三医院院长
2021 年 5 月

（本文为乔杰院士于 2021 年 5 月为《健康医疗人工智能指数报告》2020 年版作的序）

前 言

在中国医院协会健康医疗大数据应用管理专业委员会指导下，北京大学健康医疗大数据国家研究院（专业委员会秘书处所在单位）联合康复大学生命科学与健康学院、浙江省北大信息技术高等研究院、北京大学人工智能研究院智慧公众健康研究中心和Digital Science发布《健康医疗人工智能指数报告2024——慢病防治主题》（*Health AI Index Report 2024——Chronic Disease Prevention and Control Theme*）。该报告是继2020年首次发布后的第5个年度报告。

《健康医疗人工智能指数报告2024——慢病防治主题》（后简称《报告》）从科学研究概览、科学技术交叉、人类–机器协同、人工智能医疗器械和慢病防治领域人工智能研究热点5个方面，基于已发表的健康医疗人工智能科学出版物、专利技术、已注册的临床试验数据和获批上市的医疗器械，回顾分析健康医疗人工智能领域2014—2023年全球科学研究、专利技术、临床试验和医疗器械的规模、结构和发展趋势，并分析中国的表现。针对全球健康威胁最大的慢病领域，从科学出版物、专利技术和临床试验多个科技创新维度进行热点识别和分析，揭示人工智能技术在慢病防治领域的赋能场景和应用潜力。

与2020年、2021年、2022年和2023年报告相比，本《报告》拓展了健康医疗人工智能科学出版物数据集，并对科学出版物类型进行了区分。北京大学健康医疗大数据国家研究院与*Nature*旗下的Digital Science公司合作，基于科学大数据分析系统Dimensions平台，利用其研究领域（Field of Research）分类编码体系，系统采集了健康医疗人工智能全球科学出版物、申请专利、注册临床试验等数据，并与研究院基于医学主题词（MeSH）构建的数据集进行融合，共筛选出46 546篇期刊论文、专利7287条、登记的临床试验5730项和获批人工智能医疗器械共计952项。再通过文本挖掘方法，提取语料库文本中的医学主题词，利用医学主题词的树状结构，将人工智能分为决策规则、知识库（含本体）、机器学习（含深度学习）、自然语言处理和机器人五大技术领域，进而展开分析。本《报告》还围绕对全球健康威胁最大的慢病领域，系统收集了近 10 年该领域人工智能相关的科学出版物、专利和临床试验的摘要文本数据，共筛选出科学出版物 58 207 条，专利技术 7001 条，临床试验 438 条，共计 65 646 条文本记录。通过主题建模的方法，识别慢病防治领域人工智能研究和技术的热点，进而阐述分析。

《报告》中显示，我国健康医疗人工智能领域科学出版物总量已位居全球第二，仅次于美国，但与全球趋势一致，科学出版物的发表增速放缓；Dimensions 数据库统计显示我国在该领域中目前的专利申请量和临床试验注册量均已位居世界首位，且呈持续增长势头。我国人工智能医疗器械发展较晚，2020 年获批首个三类管理的人工智能医疗器械以来，随后我国获批人工智能医疗器械数量快速增长，多项相关政策和指导原则推动人工智能医疗器械规范化发展。

在聚焦的健康医疗问题领域方面，我国的人工智能主要解决“环境和公共卫生”“卫生保健质量、获取和评价”和“肿瘤”等领域的需求，尤其是新型冠状病毒感染（COVID-19）疾病发生以来，公共卫生领域的人工智能研究与应用数量显著增加。

在聚焦的人工智能技术细分领域方面，机器学习是我国的主要技术领域，占比尤其明显；而在医疗机器人研发、知识库及本体构建、医学自然语言处理等领域的研究积累相对不足。

与之前的 4 份报告相比，本《报告》新增了注册 AI 临床试验的分析内容，从临床证据的代表性和证据来源可比性两个角度分析了健康医疗 AI 临床证据面临的挑战。数据显示，AI 临床试验的受试者群体存在偏倚。首先，受试者在性别、年龄、种族和民族等关键维度上的分布不均衡。其次，AI 临床试验结果在不同发表渠道之间存在显著差异。通过对临床试验注册平台和相关数据库中出版物的检索和对比发现，仅有少数试验在注册平台和出版物中均完整报告了结果。这些问题可能影响其公平性和普适性。未来的研究需要在设计阶段注重入组人群的多样性，同时加强不同证据来源之间的整合与验证，以提高研究结果的可靠性和一致性。

本《报告》新增了慢病防治领域人工智能相关研究和技术的热点分析。全球近 3/4（约 4100 万）的死亡与慢病有关，本报告对近 10 年慢病防治领域人工智能相关研究和技术进行热点识别，分析发现疾病诊断与预测是人工智能技术在慢病防治领域的核心任务，尤其是在临床试验中占比高达 82.65%，这一高比例反映了医疗机构和研究者对提高诊断准确性和预测能力的需求。多模态医学数据的处理为疾病的诊断与预测提供了新的机遇和挑战，当前用于人工智能处理和挖掘的医学数据主要包括医学影像数据、基因组数据、电子健康记录、电信号数据等，其中医学图像数据的处理和分割应用相对广泛，但是如何对多模态医学数据进行融合处理以提高人工智能技术在慢病防治领域的效果和可解释性的探索相对较少。人工智能在慢病日常管理与身体功能监测领域也展示出巨大的应用潜力，随着对慢病日常管理和疾病康复的重视，人工智能不仅主要在疾病的诊断和预测中进行赋能，还应向持续的、动态的、精准的、个性化的日常身体功能监测及康复护理方案制订等健康管理任务领域发展，实现慢病防治全周期、全过程的人工智能赋能管理。

《报告》继续强调了健康医疗人工智能领域尚需完善和发展的诸多方面，如人工智能相关的临床试验研究设计及报告等均需要进一步规范且尚处于起步摸索阶段。同时指出，为了充分发挥人工智能的潜力，医师、科研人员和人工智能科学家应紧密合作，基于可靠的方法、遵循伦理的准则，力争在医疗实践中不断完善应用、评估和改进人工智能技术。

北京大学健康医疗大数据国家研究院、北京大学人工智能研究院、中国医院协会健康医疗大数据应用管理专业委员会将一如既往地响应国家在新一代人工智能发展方面的号召，支持人工智能在健康医疗领域的发展，坚持深入挖掘健康医疗大数据的价值。

今后，将有更多的系列报告出台，通过深入分析每年健康医疗人工智能领域基础研发及临床试验等方面的客观数据，进一步系统呈现相关领域的规模、结构和发展趋势，为我国在该领域相关的战略规划、研发布局和临床应用方面提供重要参考。感谢癌症、心脑血管、呼吸和代谢性疾病防治研究国家科技重大专项——慢病防治科技情报与战略研究［2023ZD0509601］的资助支持。

詹启敏　董尔丹

2025 年 2 月

目　录

第 1 章
界定与分类

目前，学界对于健康医疗人工智能（Health AI）的界定尚未建立统一标准和共识。通过对多来源的科学出版物进行分析可帮助我们系统、清晰地描述该领域及其子领域所涵盖的内容和知识结构，本报告尝试提出对该领域科学出版物数据集的界定方案。

一、数据集界定

（一）科学出版物数据集

科学研究数据来自 PubMed 数据库。采用医学领域权威的知识组织体系——医学主题词（Medical Subject Headings，MeSH），通过 PubMed 数据库对健康医疗人工智能科学出版物进行界定。为减少数据噪声，本报告采用主要主题词（MeSH Major Topic，该文章最核心的研究内容）检索出版物。一般情况下，每篇 PubMed 论文会标注 10 条左右的 MeSH 主题词，但会从中再遴选出 3 ～ 5 个最能代表这篇论文核心内容的主题词，标注为主要主题词。如果一篇论文被标注的主要主题词中，同时含有医疗保健和人工智能两个方面，则视为健康医疗人工智能科学出版物。其中，“医疗保健”采用“Disease Category”或“Health Care Category”或“Mental Disorder”及其所有下位术语来表示；“人工智能”采用“Artificial Intelligence”或“Big Data”或“Medical Records Systems, Computerized”或“Random Forest”及其所有下位术语来表示，通过该数据库收集 2014—2023 年健康医疗人工智能相关研究的期刊论文。

（二）科学技术数据集

本报告通过专利数据探究健康医疗人工智能领域技术发展变化的特征和趋势，专利数据由 Digital Science 提供，Digital Science 旗下的 Dimensions 平台是世界上最大的科学研究关联信息平台之一。本报告采用研究领域（Field of Research，FOR），通过 Dimensions 平台检索健康医疗人工智能相关领域的专利数据。在 Dimensions 平台中，每条专利数据被标注了对应的研究领域。如果一条专利数据被标注的研究领域中同时含有医疗保健和人工智能两个方面，则视为健康医疗人工智能科学出版物。其中“健康医疗”采用“Biomedical and Clinical Sciences”或“Health Sciences”或“Clinical and Health Psychology”及其下位领域来表示；“人工智能”采用“Artificial Intelligence”或“Machine Learning”及其下位领域来表示。

二、研究领域分类

由于本报告的数据集以科学出版物为主，且聚焦健康医疗领域，因此我们考虑仍采用医学主题词表这一术语体系对健康医疗人工智能研究领域进行分类。科学出版物中的期刊论文为 PubMed 数据库检出，含自动标注的 MeSH 术语，Dimensions 数据库检出的其他类型数据未标注 MeSH 主题词，对于这部分科学出版物，采用文本挖掘工具——medical text indexer（MTI）将标题和摘要文本自动映射并标注 MeSH 主题词，我们将每一段文本自动分配一个独立识别编号，用于后续返回结果与科学出版物对应。得到 MTI 结果后，通过 Python 程序提取 MeSH 主题词及对应科学出版物。

本报告重点关注以下两个研究领域的分类情况。

（一）健康医疗问题分类

健康医疗人工智能涉及健康医疗问题领域的分类是本报告重点关注的方面之一。

这里我们仍然采用医学主题词表这一术语体系对健康医疗人工智能涉及的疾病进行分类。考虑到大部分科学出版物标注的医学主题词都是比较精细的下位词，而医学主题词呈树状层级结构，因此我们打算采用 2 位数的 MeSH 词

（将比较精细的下位词向上映射）进行分类，以确保分类的精度。在数据集界定中提到，我们采用“Diseases Category [C]”或“Mental Disorders [F03]”或“Health Care Category [N]”及其所有下位术语来表示“疾病或健康”，故我们采用 Diseases Category [C]、Health Care Category [N] 的一级下位术语及 Mental Disorders [F03] 进行分类，详见表 1-1。

表 1-1　健康医疗领域分类 MeSH 对应表

健康医疗大类	一级术语	中文名称
疾病（Diseases Category [C]）	Infections [C01]	感染
	Neoplasms [C04]	肿瘤
	Musculoskeletal Diseases [C05]	肌肉骨骼疾病
	Digestive System Diseases [C06]	消化系统疾病
	Stomatognathic Diseases [C07]	口颌疾病
	Respiratory Tract Diseases [C08]	呼吸道疾病
	Otorhinolaryngologic Diseases [C09]	耳鼻咽喉疾病
	Nervous System Diseases [C10]	神经系统疾病
	Eye Diseases [C11]	眼疾病
	Urogenital Diseases [C12]	泌尿生殖系统疾病
	Cardiovascular Diseases [C14]	心血管疾病
	Hemic and Lymphatic Diseases [C15]	血液和淋巴系统疾病
	Congenital, Hereditary, and Neonatal Diseases and Abnormalities [C16]	先天性遗传性新生儿疾病和畸形
	Skin and Connective Tissue Diseases [C17]	皮肤和结缔组织疾病
	Nutritional and Metabolic Diseases [C18]	营养和代谢性疾病
	Endocrine System Diseases [C19]	内分泌系统疾病
	Immune System Diseases [C20]	免疫系统疾病
	Disorders of Environmental Origin [C21]	环境因素诱发疾病
	Animal Diseases [C22]	动物疾病
	Pathological Conditions, Signs and Symptoms [C23]	病理状态、体征和症状
	Occupational Diseases [C24]	职业病
	Chemically-Induced Disorders [C25]	化学诱导疾病
	Wounds and Injuries [C26]	创伤和损伤

续表

健康医疗大类	一级术语	中文名称
精神障碍（Mental Disorders[F03]）	Mental Disorders [F03]	精神障碍
卫生保健（Health Care[N]）	Population Characteristics [N01]	人口特征
	Health Care Facilities, Manpower, and Services [N02]	卫生保健设施、人力和服务
	Health Care Economics and Organizations [N03]	卫生保健经济学和组织
	Health Services Administration [N04]	卫生服务管理
	Health Care Quality, Access, and Evaluation [N05]	卫生保健质量、获取和评价
	Environment and Public Health [N06]	环境和公共卫生

MeSH 词语的中文翻译基于 CMeSH 中文医学主题词

（二）聚焦技术细分领域分类

此外，健康医疗人工智能涉及的聚焦技术细分领域分类，也是本报告重点关注的方面。

鉴于本报告的数据集主要以聚焦健康医疗领域的科学出版物为主，故我们考虑采用医学主题词表这一术语体系对健康医疗人工智能技术领域进行分类。

在 MeSH 树状结构表中，人工智能（Artificial Intelligence）位于信息科学（Information Science）大类下，具体的层级结构为：

Information Science Category [L]

-Information Science [L01]

--Computing Methodologies [L01.224]

---Algorithms [L01.224.050]

----Artificial Intelligence [L01.224.050.375]

“Artificial Intelligence”这一术语的 MeSH 编码为 L01.224.050.375，拥有 8 个一级下位术语（包括计算机启发式决策、专家系统、模糊逻辑、知识组织系统、机器学习、自然语言处理、计算机神经网络和机器人）。这些 Artificial Intelligence 与其 8 个一级下位术语的具体的层级结构为：

Artificial Intelligence [L01.224.050.375] 人工智能

-Computer Heuristics [L01.224.050.375.095] 计算机启发式决策

-Expert Systems [L01.224.050.375.190] 专家系统

-Fuzzy Logic [L01.224.050.375.250] 模糊逻辑

-Knowledge Bases [L01.224.050.375.480] 知识库

--Biological Ontologies [L01.224.050.375.480.500] 生物学本体

---Gene Ontology [L01.224.050.375.480.500.500] 基因本体

-Machine Learning [L01.224.050.375.530] 机器学习

--Deep Learning [L01.224.050.375.530.250] 深度学习

--Supervised Machine Learning [L01.224.050.375.530.500] 有监督机器学习

---Support Vector Machine [L01.224.050.375.530.500.500] 支持向量机

---Unsupervised Machine Learning [L01.224.050.375.530.750] 无监督机器学习

-Natural Language Processing [L01.224.050.375.580] 自然语言处理

-Neural Networks, Computer [L01.224.050.375.605] 神经网络，计算机

--Deep Learning [L01.224.050.375.605.500] 深度学习

-Robotics [L01.224.050.375.630] 机器人

除此之外，位于信息科学大类下的“Random Forest[L01.224.050.843] 随机森林”，MeSH 词的释义为：一种用于决策分析和机器学习的算法，它使用一组树来组合多个随机生成的决策树的输出。每棵树的最终分类通过加权值进行聚合和评估，以构造最终的分类器（An algorithm used in decision analysis and MACHINE LEARNING that uses a set of trees to combine output of multiple, randomly generated DECISION TREES. The final class of each tree is aggregated and evaluated by weighted values to construct the final classifier.），该释义明确说明了随机森林是机器学习的一种算法，符合本研究分析范围，因此也将该术语纳入技术细分领域的分析，根据定义将其归为“机器学习”分类。

考虑到上述术语间存在交叉，在咨询医学信息学和医疗人工智能领域专家意见后，反复研判，按照如下规则对其进行重组分类：①将 Computer Heuristics、Fuzzy Logic、Expert Systems 合并，统一称为“决策规则”类，这是因为它们都提供了具有解释性的预测模型；②将 Neural networks，Computer 和 Random Forest 与 Machine Learning 合并，统一称为“机器学习”（含深度学习）类。处理后，共计 5 个大类。值得注意的是，这五大类技术并非完全相互独立，而是存在一定的交叉。例如，机器学习大类的下位术语深度学习、神经网络，也往

往被用于自然语言处理；但本分类基本可以反映健康医疗人工智能的技术分类概况。具体聚焦技术 MeSH 分类见表 1-2。

表 1-2　聚焦技术细分领域分类

类别名称		MeSH 术语与编码
1	决策规则	-Fuzzy Logic [L01.224.050.375.250] -Computer Heuristics [L01.224.050.375.095] -Expert Systems [L01.224.050.375.190]
2	知识库	-Knowledge Bases [L01.224.050.375.480] --Biological Ontologies [L01.224.050.375.480.500] ---Gene Ontology [L01.224.050.375.480.500.500]
3	机器学习 （含深度学习）	-Machine Learning [L01.224.050.375.530] --Deep Learning [L01.224.050.375.530.250] --Supervised Machine Learning [L01.224.050.375.530.500] ---Support Vector Machine [L01.224.050.375.530.500.500] ---Unsupervised Machine Learning [L01.224.050.375.530.750] -Neural Networks, Computer [L01.224.050.375.605] --Deep Learning [L01.224.050.375.605.500] -Random Forest [L01.224.050.843]
4	自然语言处理	-Natural Language Processing [L01.224.050.375.580]
5	机器人	-Robotics [L01.224.050.375.630]

第2章
科学研究概览

一、数据与指标

（一）数据来源

定义的数据来自 PubMed 数据库，利用术语体系获取科学出版物数据集。采用医学领域权威的知识组织体系——医学主题词（Medical Subject Headings，MeSH），通过 PubMed 数据库对健康医疗人工智能科学出版物进行界定。为减少数据噪声，本报告采用主要主题词（MeSH Major Topic，该文章最核心的研究内容）检索出版物。如果一篇论文被标注的主要主题词中同时含有医疗保健和人工智能两个方面，则视为健康医疗人工智能科学出版物。其中，“医疗保健”采用“Disease Category”或“Health Care Category”或“Mental Disorder”及其所有下位术语来表示；“人工智能”采用“Artificial Intelligence”或“Big Data”或“Medical Records Systems, Computerized”或“Random Forest”及其所有下位术语来表示，检索式如下：（“Diseases Category”[Majr] or “Health Care Category”[Majr] or “Mental Disorders”[Majr]）and（“Artificial Intelligence”[Majr] or “Medical Records Systems, Computerized”[Majr] or “Big Data”[Majr] or “Random Forest”[Majr]）Filters: from 2014/1/1 - 2023/12/31，通过该数据库收集 2014—2023 年健康医疗人工智能相关研究的科学出版物。

本次报告主要关注近 10 年健康医疗人工智能的发展趋势，因此数据收集的时间为 2014—2023 年，经时间筛选和去重处理，获取了 46 546 篇科学出版物。

（二）分析指标

1. 科研产出及影响力　发文量统计了被评估主体发表的包含期刊论文、会议文集、综述文章、发表丛书的所有科学出版物的数量。代表了被评估主体在某一个固定时间段内的科研产出。

2. 机构科研产出　机构科研产出及影响力的评价指标包括发文量，代表被评估科研机构在该领域科研成果产出的客观数据量。

3. 高科学影响力论文　采用论文的被引次数评价其相应的科学影响力，分析被引次数排名前 10 位的论文特征。本次分析的文章的所有被引次数统计截至 2025 年 1 月 5 日。

4. 健康医疗问题分类　根据科学出版物对应的 MeSH 主题词，将其对应到健康医疗领域二级术语进行分类统计。详见表 1-1。

5. 聚焦技术分类　根据科学出版物对应的 MeSH 主题词，将其对应到聚焦技术领域术语进行分类统计。详见表 1-2。

6. 健康医疗问题与聚焦技术的共现　对科学出版物对应的健康医疗领域二级 MeSH 主题词与技术领域主题词的共现情况进行统计分析，揭示人工智能技术在健康医疗领域应用研究的分布情况。

二、分析结果

（一）科学出版物分析结果通览

1. 健康医疗人工智能科学出版物发表数量变化趋势　2014—2023 年，全球 Health AI 科学出版物发表数量随时间变化趋势详见图 2-1。图中可见，2023 年，期刊论文发表数量排名前 5 位的国家依次是美国、中国、英国、德国和加拿大。2014—2023 年，我国 Health AI 期刊论文发文总量位居全球第二，从 2018 年开始发文速度增快，表现出强劲的增长势头。近 3 年全球及各个代表国家发文逐渐趋于稳定，增长速度有所下降。

2. 科学出版物发文量排名前 10 位的机构　科学出版物发文量排名前 10 位的全球科研机构及中国科研机构的科研产出情况见表 2-1。其中，全球科学出版物发文量排名最高的科研机构为美国的哈佛大学（1628 篇），其次为美国斯坦福大学（811 篇），发文量全球前 10 位的 11 个机构中有 10 个来源于美国，说明美国在 Health AI 领域具有先进的研究经验。而我国发文量排名最高的科研机构为上海交通大学（346 篇），未能进入全球发文量前 10 名。分析我国科学出版物发文量排名前 10 位科研机构的发文量数据，可以发现我国科研机构发文量差别比较小，说明我国的科研机构有巨大的潜力。

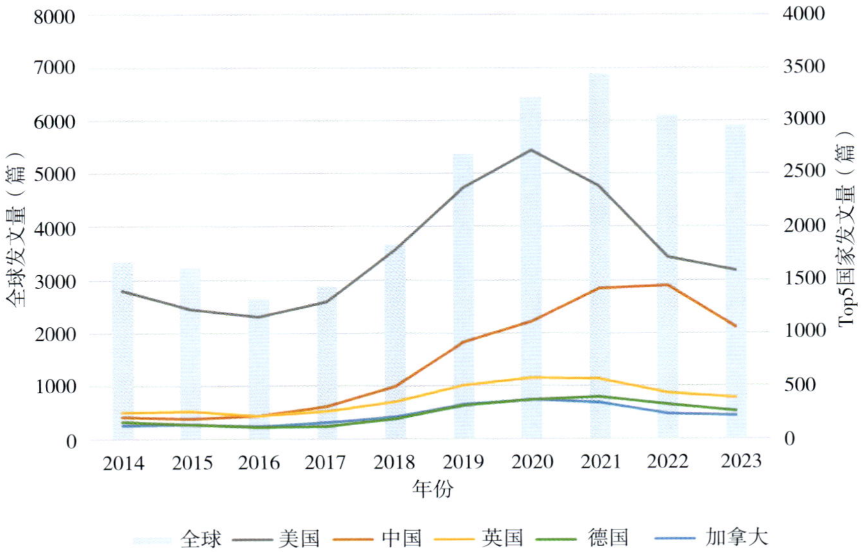

图 2-1　2014—2023 年全球 Health AI 科学出版物发表数量随时间变化趋势

表 2-1　全球和中国 Health AI 科学出版物高发表机构排名前 10 位的机构

排名	机构（全球）	发文量（篇）	机构（中国）	发文量（篇）
1	Harvard University 哈佛大学（美国）	1628	Shanghai Jiao Tong University 上海交通大学	346
2	Stanford University 斯坦福大学（美国）	811	Sun Yat-Sen University 中山大学	325
3	Brigham and Women's Hospital 布莱根妇女医院（美国）	751	Zhejiang University 浙江大学	324
4	Massachusetts General Hospital 麻省总医院（美国）	694	Sichuan University 四川大学	246
5	University of Pennsylvania 宾夕法尼亚大学（美国）	673	Capital Medical University 首都医科大学	237
6	University of California, San Francisco 加州大学旧金山分校（美国）	588	Tsinghua University 清华大学	233

续表

排名	机构（全球）	发文量（篇）	机构（中国）	发文量（篇）
7	Mayo Clinic 妙佑医疗国际（美国）	583	Chinese Academy of Medical Sciences & Peking Union Medical College 中国医学科学院 & 北京协和医学院	229
8	University of Michigan–Ann Arbor 密歇根大学安娜堡分校（美国）	578	University of Chinese Academy of Sciences 中国科学院大学	224
9	Johns Hopkins University 约翰斯·霍普金斯大学（美国）	571	Fudan University 复旦大学	217
10	University of Toronto 多伦多大学（加拿大） Vanderbilt University 范德比尔特大学（美国）（并列）	532	Central South University 中南大学	216

3. 高科学影响力的科学出版物　高科学影响力排名前 10 位的科学出版物如表 2-2 所示（按被引次数统计）。其研究内容提示 Health AI 技术被广泛应用于肿瘤、眼部病变和肺部疾病的研究中，深度学习和神经网络是主要算法。在被引次数排名前 10 位的研究中，有 7 项研究都涉及图像识别技术，主要用来辅助检测和疾病诊断与分类。这说明医学图像分析是当前医疗人工智能的研究热点，从被引规模上，也体现出该领域学术共同体的庞大规模。值得注意的是，2020 年发表的关于 COVID-19 病例的论文也进入了近 10 年的高影响力科学出版物，说明在面对突发公共卫生事件或流行性传染病时，AI 技术赋能疾病诊断和病例监测具有重要赋能价值。

表 2-2　2014—2023 年 Health AI 高科学影响力科学出版物排名情况

排名	论文题目	发表年份	国家	被引频次	期刊
1	Dermatologist-level classification of skin cancer with deep neural networks 使用深度神经网络对皮肤癌进行皮肤科医生级别的分类	2017	美国	9930	*Nature*

续表

排名	论文题目	发表年份	国家	被引频次	期刊
2	Development and validation of a deep learning algorithm for detection of diabetic retinopathy in retinal fundus photographs 视网膜眼底照片中糖尿病视网膜病变检测深度学习算法的开发与验证	2016	美国 哥斯达黎加 印度	5694	*JAMA*
3	The advantages of the Matthews correlation coefficient （MCC） over F1 score and accuracy in binary classification evaluation Matthews 相关系数（MCC）相对于 F1 分数的优势及二元分类评估的准确性	2020	加拿大 意大利	3556	*BMC Genomics*
4	Identifying medical diagnoses and treatable diseases by image-based deep learning 通过基于图像的深度学习识别医学诊断和可治疗疾病	2018	美国 德国 中国	3463	*Cell*
5	Efficient multi-scale 3D CNN with fully connected CRF for accurate brain lesion segmentation 高效的多尺度三维 CNN 与全连接 CRF 实现精确的脑损伤分割	2016	英国	2958	*Medical Image Analysis*
6	Artificial intelligence in healthcare: past, present and future 医疗保健中的人工智能：过去、现在和未来	2017	中国	2782	*Stroke and Vascular Neurology*
7	Brain tumor segmentation with Deep Neural Networks 使用深度神经网络进行脑肿瘤分割	2016	加拿大	2701	*Medical Image Analysis*
8	COVID-Net: a tailored deep convolutional neural network design for detection of COVID-19 cases from chest X-ray images COVID-Net: 用于从胸部 X 线图像中检测 COVID-19 病例的定制深度卷积神经网络设计	2020	加拿大	2618	*Scientific Reports*
9	Artificial intelligence in radiology 人工智能在放射学中的应用	2018	美国	2602	*Nature Reviews Cancer*
10	A guide to deep learning in healthcare 深度学习在医疗保健中的应用指南	2019	美国	2575	*Nature Medicine*

（二）健康医疗问题领域分析结果

1. 全球情况　2014—2023 年全球 Health AI 科学出版物健康医疗问题领域发文概览见图 2-2。观察图 2-2 可以发现，在全球范围内，Health AI 技术主要解决“环境和公共卫生”领域，“卫生保健质量、获取和评价”领域与“卫生服务管理”的相关问题。这表明 Health AI 技术在解决这些领域的相关问题方面得到了广泛应用和深入研究。在疾病方面，“肿瘤”“病理状态、体征和症状”与“神经系统疾病”是 Health AI 技术应用较多的领域，这说明 AI 技术在处理这些疾病相关的问题上已经相对成熟，并且在研究和应用中占据重要地位。此外，“心血管疾病”“呼吸道疾病”和“泌尿生殖系统疾病”等领域也有较多的研究发文量，显示出 Health AI 技术在这些领域的应用潜力。

2014—2023 年全球 Health AI 领域科学出版物按照健康医疗领域问题分类的发文量及内容随时间变化趋势如图 2-3 所示。Health AI 领域的发文量整体呈上升趋势，尤其是在 2019—2021 年，多个领域的发文量显著增加。“环境和公共卫生”领域与“卫生保健质量、获取和评价”领域的发文量始终处于领先地位，分别从 2014 年的 2732 篇和 2788 篇增长到 2023 年的 3108 篇和 3072 篇，显示出 AI 技术在这些领域的持续关注和应用。在疾病方面，“肿瘤”领域的发文量增长最为显著，从 2014 年的 513 篇增加到 2023 年的 1780 篇，表明 AI 技术在肿瘤诊疗中的应用潜力巨大。“神经系统疾病”与“病理状态、体征和症状”领域的发文量也保持了较高的增长，分别从 2014 年的 268 篇和 583 篇增加到 2023 年的 679 篇和 1063 篇，反映出 AI 技术在这些疾病管理中的重要作用。值得注意的是，在 COVID-19 疫情发生后的 2020—2022 年，“感染”和“呼吸道疾病”领域的发文量显著增加，分别从 2019 年的 231 篇和 272 篇激增至 2020 年的 608 篇和 700 篇，并在 2021 年达到峰值 942 篇和 1056 篇。这表明 Health AI 技术在应对突发公共卫生事件和呼吸道疾病管理方面发挥了重要作用。然而，一些领域的发文量相对较少，表明 AI 技术在这些领域的应用研究尚处于初步阶段。例如，“动物疾病”领域的发文量从 2014 年的 11 篇增长到 2023 年的 31 篇，“职业病”领域从 5 篇增长到 9 篇，“环境因素诱发疾病”领域几乎无变化，始终保持在 0 到 1 篇之间。此外，“血液和淋巴系统疾病”“口颌疾病”和“耳鼻咽喉疾病”等领域的发文量虽然有所增长，但整体仍然较低，分别为 79 篇、

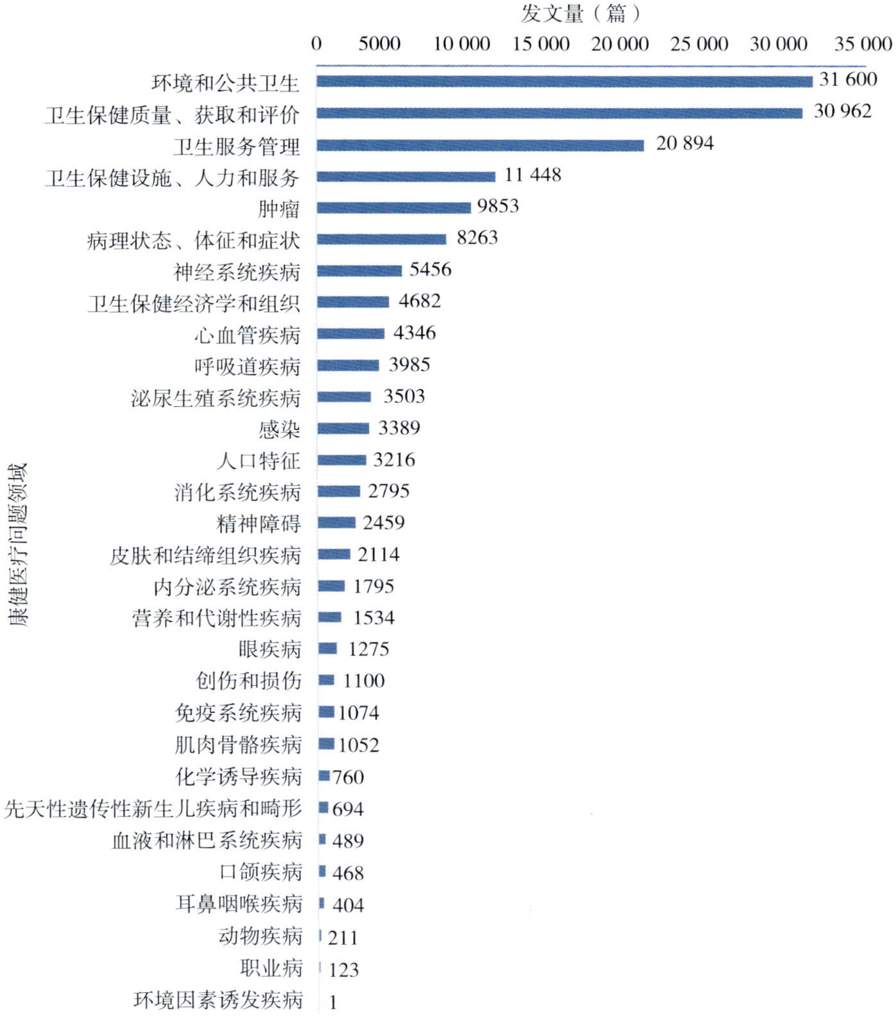

图 2-2　2014—2023 年全球 Health AI 科学出版物健康医疗问题领域发文概览

86 篇和 62 篇。这些数据表明，AI 技术在这些特定疾病和健康问题中的应用研究尚未充分展开，未来可能需要结合健康需求投入更多的关注。

2. 中国情况　2014—2023 年中国 Health AI 在健康医疗领域发文量的情况见图 2-4。中国的 Health AI 研究主要集中在“环境和公共卫生”领域，发文量为 4470 篇，其次是“卫生保健质量、获取和评价”领域，发文量为 4011 篇，以及“肿瘤”

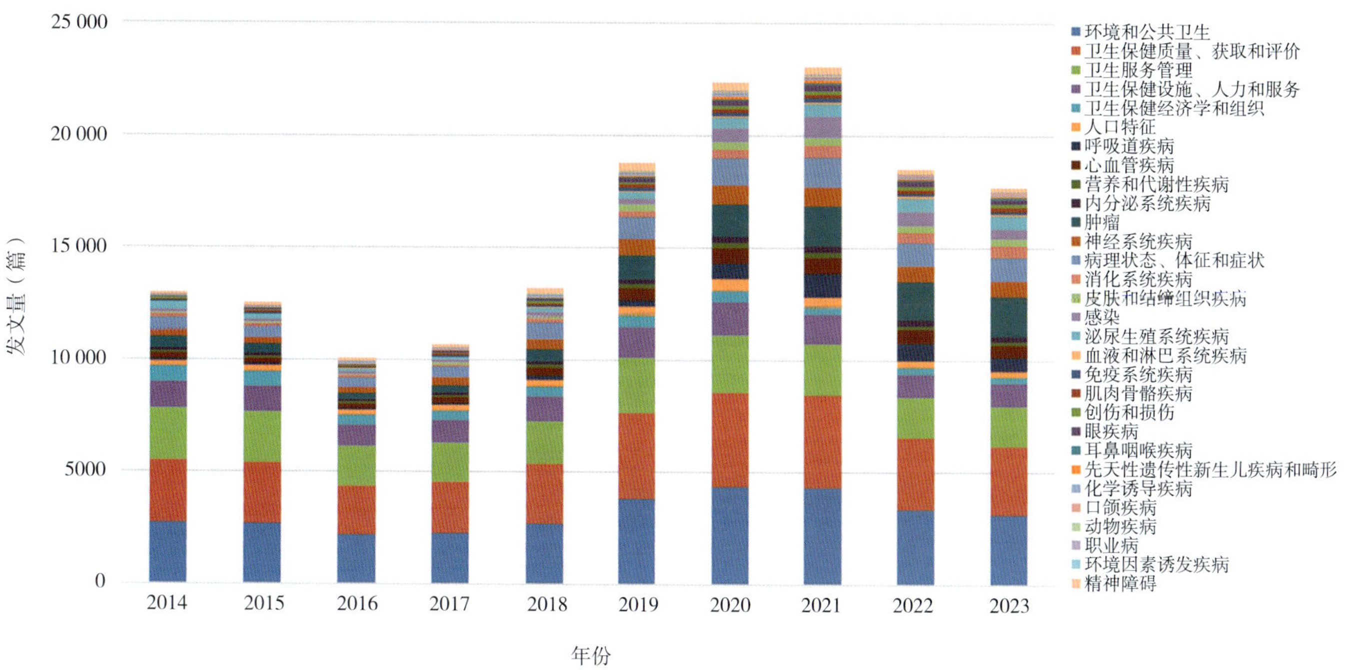

图 2-3　2014—2023 年全球 Health AI 领域科学出版物按照健康医疗问题领域分类的发文量及内容随时间变化趋势

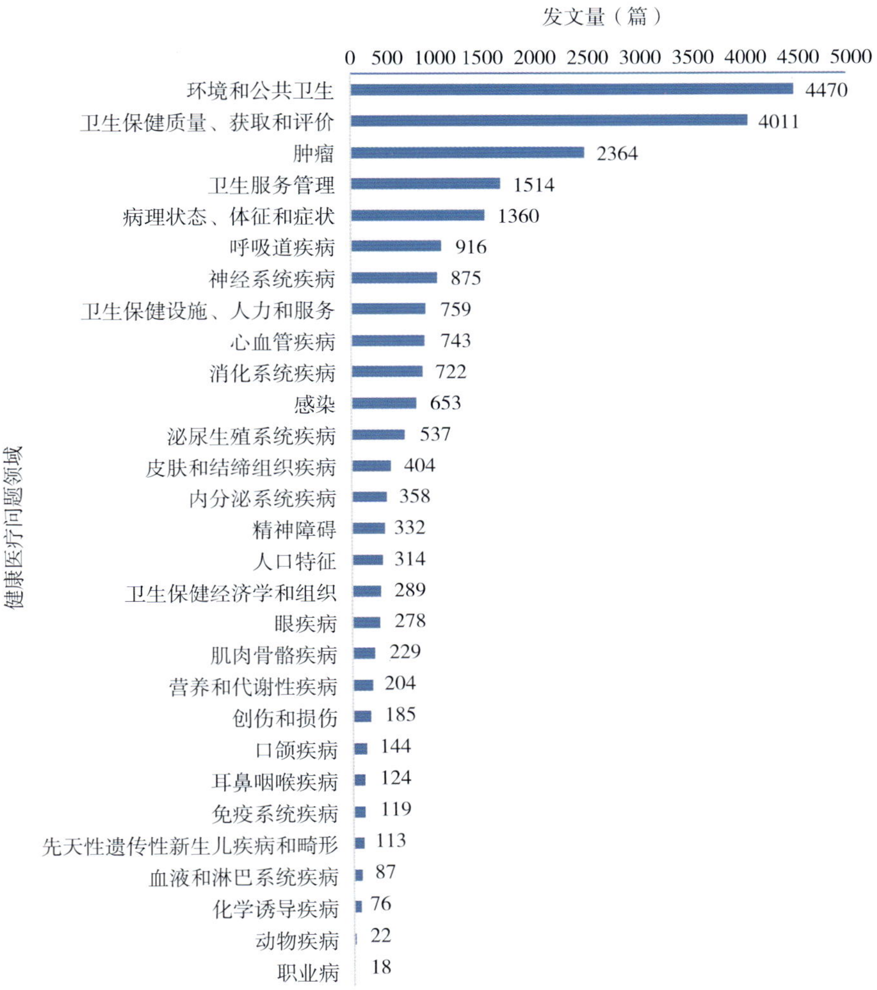

图 2-4 2014—2023 年中国 Health AI 健康医疗问题领域发文概览

领域，发文量为 2364 篇。这表明在中国，Health AI 技术在解决环境和公共卫生问题、提升卫生保健质量及肿瘤诊疗方面得到了广泛关注和应用。在疾病方面，“肿瘤”“病理状态、体征和症状”与“神经系统疾病”是 Health AI 技术应用较多的领域，发文量分别为 2364 篇、1360 篇和 875 篇。这说明 AI 技术在处理这些疾病相关的问题上已经相对成熟，并且在中国的健康医疗研究中占据重要地位。此外，“呼吸道疾病”“心血管疾病”和“消化系统疾病”等领域也有较多的研究发文量，分别为 916 篇、743 篇和 722 篇，显示出 Health AI 技术在这些领域的应用潜力。与全球发文相比，“环境和公共卫生”与“卫生保健质量、获取和评价”都是发文量最高的领域，表明这些领域在 Health AI 研究中占据核心地位。此外，“肿瘤”“病理状态、体征和症状”与“神经系统疾病”在中外研究中均排名靠前，说明这些疾病领域是 AI 技术应用的重点方向。然而，中国的“卫生服务管理”领域发文量排名相对较低，而全球该领域的发文量排名较高，表明全球在这一领域的研究更为集中。此外，全球在“卫生保健设施、人力和服务”与“卫生保健经济学和组织”等领域的发文量排名也较高，而中国在这些领域的研究相对较少，反映出中国在这些方面的研究投入可能相对不足。

2014—2023 年中国 Health AI 领域科学出版物按照健康医疗问题分类的发文量及内容随时间变化趋势如图 2-5 所示。中国的 Health AI 研究整体呈上升趋势，尤其是在 2019—2021 年，多个领域的发文量显著增加。“环境和公共卫生”领域与“卫生保健质量、获取和评价”领域的发文量始终处于领先地位，分别从 2014 年的 171 篇和 159 篇增长到 2023 年的 676 篇和 629 篇，显示出 AI 技术在这些领域的持续关注和应用。在疾病方面，“肿瘤”领域的发文量增长最为显著，从 2014 年的 39 篇增加到 2023 年的 514 篇，表明 AI 技术在肿瘤诊疗中的应用潜力巨大。“神经系统疾病”与“病理状态、体征和症状”领域的发文量也保持较高的增长，分别从 2014 年的 22 篇和 30 篇增加到 2023 年的 134 篇和 232 篇，反映出 AI 技术在这些疾病管理中的重要作用。值得注意的是，在 COVID-19 疫情发生后的 2020—2022 年，“感染”和“呼吸道疾病”领域的发文量显著增加，分别从 2019 年的 35 篇和 66 篇激增至 2020 年的 130 篇和 190 篇，并在 2021 年达到峰值 190 篇和 229 篇。这表明 Health AI 技术在应对突发公共卫生事件和呼吸道疾病管理方面发挥了重要作用。中国在“肿瘤”“感染”和“呼吸道疾病”等领域的发文量增长幅度显著高于全球平均水平。例如，中国的“肿瘤”领域发文量从 2014 年的 39 篇增长到 2023 年的 514 篇，年均增长率远高于全球的肿瘤领域增长。这表明中国在这些领域的研究投入和技术应用正在快速追赶全球水平。

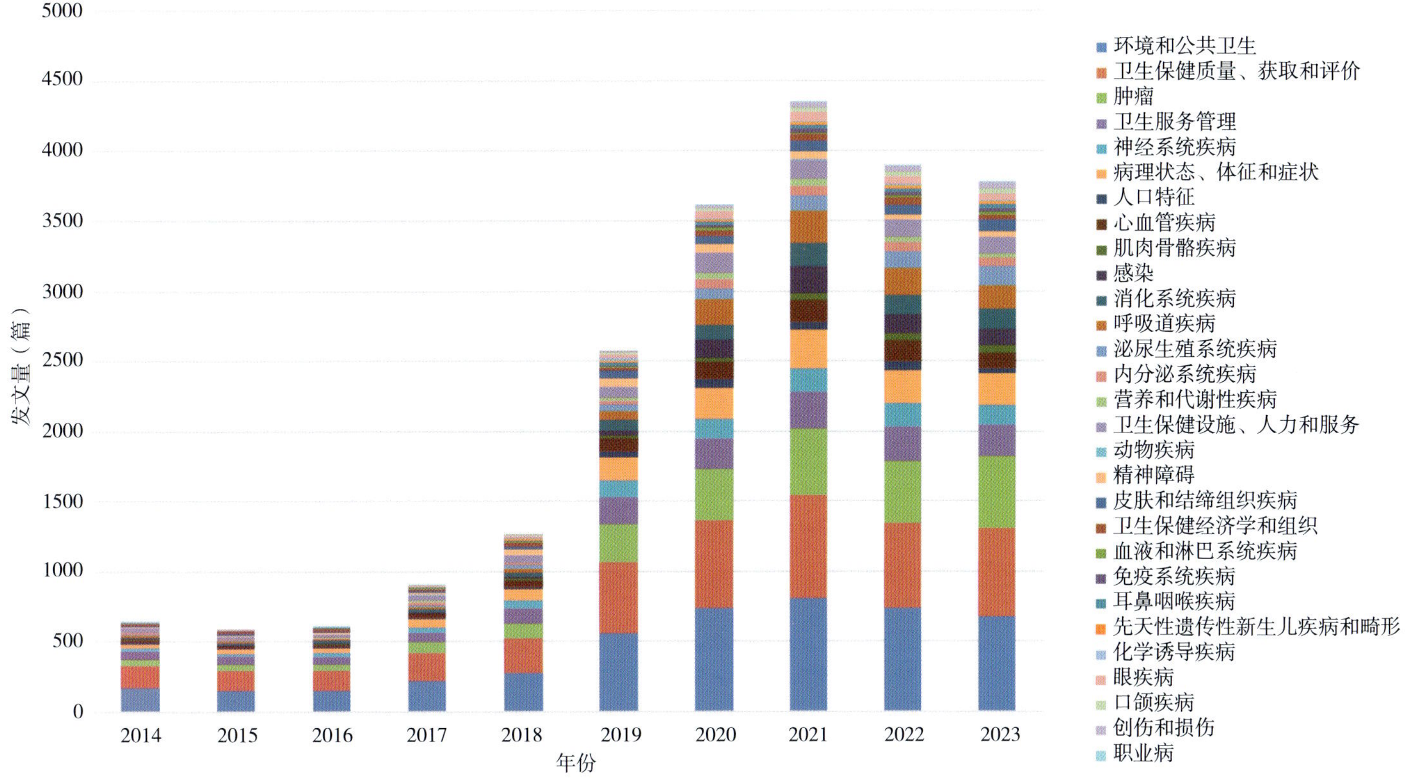

图 2-5　2014—2023 年中国 Health AI 领域科学出版物按照健康医疗问题分类的发文量及内容随时间变化趋势

针对高产出科研机构的分析，按人工智能应用的健康医疗问题中不同领域分类，我国排名前 5 名的研究机构及其发文量如表 2-3 所示。综合分析可以看出上海交通大学、中山大学、浙江大学、四川大学等机构在多类健康医疗问题领域均有高产出，说明上述机构在我国健康医疗人工智能研究领域具有相对优势，具有一定的引领作用。浙江大学在“环境和公共卫生”“卫生保健质量、获取和评价”“卫生服务管理”等领域的研究发文量位居前列。中山大学在“肿瘤”“消化系统疾病”“口颌疾病”“耳鼻咽喉疾病”等领域的研究表现突出，表明其在多个疾病相关领域的研究活跃度较高。上海交通大学在“肿瘤”“病理状态、体征和症状”“心血管疾病”等领域的研究发文量较高，反映出其在疾病诊疗和健康管理方面的研究优势。四川大学在“肿瘤”“消化系统疾病”“精神障碍”等领域的研究也有较高的发文量，表明其在多个健康医疗问题领域具有较强的研究能力。此外，首都医科大学在“神经系统疾病”“心血管疾病”等领域的研究表现突出，复旦大学在“神经系统疾病”“病理状态、体征和症状”等领域的研究也有较高的发文量，显示出这些机构在特定领域的专业优势。通过表 2-3，我们还可以对健康医疗人工智能领域中各个问题分支下我国科研机构的发文量及其研究方向有一定的了解，有助于分析我国健康医疗人工智能的主要研究主体。

表 2-3　2014—2023 年中国健康医疗领域分类期刊论文发文量排名前 5 位的科研机构及发文量

健康医疗问题	研究机构	发文量（篇）
感染	浙江大学	33
	清华大学	30
	中山大学	30
	华中科技大学	29
	中国科学院大学	28
肿瘤	上海交通大学	151
	中山大学	140
	四川大学	107
	南方医科大学	99
	四川大学华西医院	99

续表

健康医疗问题	研究机构	发文量（篇）
肌肉骨骼疾病	上海交通大学	16
	北京大学	11
	浙江大学	9
	北京协和医院	9
	中国人民解放军总医院	9
消化系统疾病	中山大学	52
	上海交通大学	43
	浙江大学	42
	南方医科大学	35
	四川大学	34
口颌疾病	中山大学	24
	中山大学肿瘤防治中心	21
	北京大学	15
	四川大学	15
	浙江大学	9
呼吸道疾病	上海交通大学	49
	四川大学	42
	中山大学	38
	中国医学科学院 / 北京协和医学院	38
	四川大学华西医院	36
耳鼻咽喉疾病	中山大学	30
	中山大学肿瘤防治中心	21
	南方医科大学	12
	中国医学科学院 / 北京协和医学院	11
	四川大学	10
神经系统疾病	首都医科大学	75
	复旦大学	51
	上海交通大学	45
	中山大学	39
	北京天坛医院	37

续表

健康医疗问题	研究机构	发文量（篇）
眼疾病	中山大学	45
	北京同仁医院	31
	首都医科大学	30
	上海交通大学	22
	香港中文大学	21
泌尿生殖系统疾病	北京大学	27
	上海交通大学	26
	华中科技大学	26
	中山大学	22
	浙江大学	22
心血管疾病	首都医科大学	55
	浙江大学	50
	上海交通大学	43
	中国人民解放军总医院	34
	复旦大学	31
血液和淋巴系统疾病	四川大学	10
	上海交通大学	10
	四川大学华西医院	10
	浙江大学	6
	中山大学	5
先天性遗传性新生儿疾病和畸形	浙江大学	13
	四川大学	9
	中山大学	7
	上海交通大学	7
	首都医科大学	7
皮肤和结缔组织疾病	中山大学	23
	上海交通大学	20
	中国医学科学院 / 北京协和医学院	20
	中南大学	16
	深圳大学	13

续表

健康医疗问题	研究机构	发文量（篇）
营养和代谢性疾病	上海交通大学	19
	浙江大学	13
	首都医科大学	13
	中山大学	8
	上海市第六人民医院	8
内分泌系统疾病	上海交通大学	32
	浙江大学	27
	中国医学科学院 / 北京协和医学院	25
	首都医科大学	23
	北京协和医院	21
免疫系统疾病	上海交通大学	10
	四川大学	9
	四川大学华西医院	9
	清华大学	5
	新疆医科大学	5
动物疾病	厦门大学	2
	温州医科大学	2
	北京航空航天大学	2
	北京大学	1
	清华大学	1
病理状态、体征和症状	上海交通大学	78
	中山大学	69
	浙江大学	68
	复旦大学	58
	首都医科大学	47
职业病	北京大学第三医院	2
	武汉大学	2
	复旦大学	2
	清华大学	1
	中山大学	1

续表

健康医疗问题	研究机构	发文量（篇）
化学诱导疾病	中南大学	6
	浙江大学	5
	大连理工大学	5
	上海交通大学	4
	温州医科大学	4
创伤和损伤	北京积水潭医院	9
	首都医科大学	8
	上海交通大学	7
	西安交通大学	7
	电子科技大学	7
精神障碍	上海交通大学	22
	中国科学院大学	22
	四川大学华西医院	17
	南京航空航天大学	15
	四川大学	13
人口特征	浙江大学	18
	中山大学	17
	上海交通大学	16
	华中科技大学	14
	香港中文大学	11
卫生保健设施、人力和服务	浙江大学	36
	清华大学	35
	四川大学	33
	中国人民解放军总医院	33
	华中科技大学	32
卫生保健经济学和组织	四川大学	12
	浙江大学	11
	武汉大学	11
	中山大学	10
	西安电子科技大学	10

续表

健康医疗问题	研究机构	发文量（篇）
卫生服务管理	浙江大学	100
	北京大学	67
	中山大学	54
	中国人民解放军总医院	54
	上海交通大学	53
卫生保健质量、获取和评价	中山大学	205
	浙江大学	202
	上海交通大学	189
	首都医科大学	150
	四川大学	138
环境和公共卫生	浙江大学	215
	中山大学	212
	上海交通大学	202
	中南大学	149
	首都医科大学	148

（三）人工智能技术细分领域分析结果

1. 全球情况　2014—2023 年全球 Health AI 聚焦技术细分领域发文变化趋势见图 2-6。观察图 2-6 我们可以看出，在“自然语言处理”“决策规则”“知识库”领域，文章发表数量总体相对稳定，发文量较少，部分年份有小幅度的波动。这表明这些技术在 Health AI 领域的应用和研究相对成熟，研究活跃度保持在一个较为平稳的水平。在“机器学习”这一细分领域中，发文量在过去 10 年呈显著增长，尤其是在 2018 年之后，增长速率十分迅速。这表明“机器学习”技术在 Health AI 领域的应用得到广泛关注，并成为推动该领域发展的核心技术之一。而在“机器人”这一细分领域中，发文量在 2014 年左右开始下降，但在近几年有回升的趋势。这可能反映出“机器人”技术在 Health AI 领域的应用经历了一定的调整期，但随着技术的进步和需求的增加，研究活跃度逐渐恢复并呈现上升趋势。总体而言，“机器学习”技术的快速发展是 Health AI 领域的主要驱动力，而“自然语言处理”“决策规则”和“知识库”等技术则保持稳定的研究活跃度。

“机器人”技术虽然经历了波动，但近年来的回升趋势表明其在该领域的应用潜力依然值得关注。

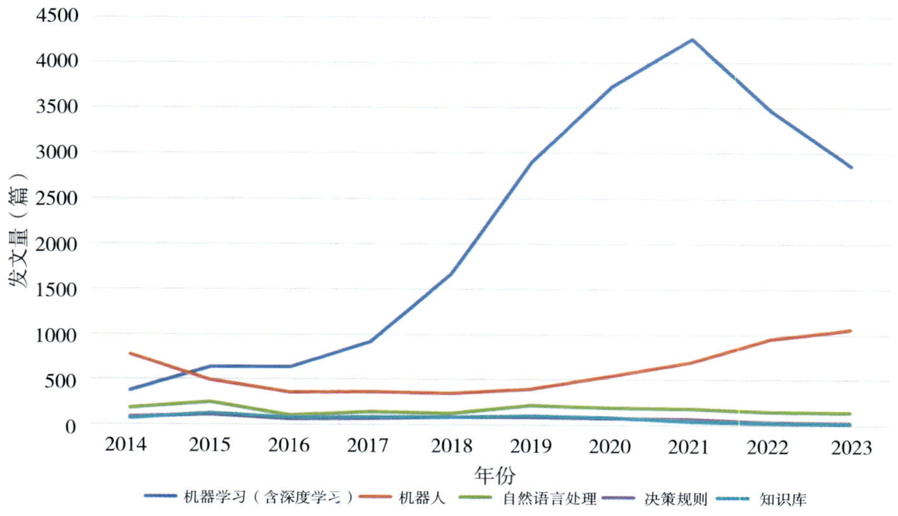

图 2-6　2014—2023 年全球 Health AI 聚焦技术细分领域发文量变化趋势

2014—2023 年全球 Health A 聚焦技术细分领域发文占比变化趋势如图 2-7 所示。观察图 2-7 我们可以看出，“机器学习（含深度学习）”技术的发文量占比在过去 10 年中显著增长，尤其是在 2018 年之后，其比重迅速扩大，逐渐成为 Health AI 领域的主导技术，反映出其在 AI 研究中的核心地位和广泛应用。相比之下，“自然语言处理”“决策规则”和“知识库”技术的发文量占比相对稳定且较低，表明这些技术的研究活跃度较为平稳，但其在整个 AI 领域中的比重较小。“机器人”技术的发文量占比在 2014 年左右开始下降，但近年来的回升趋势表明其应用潜力正在重新被挖掘。总体而言，“机器学习”技术的快速崛起主导了 Health AI 领域的发展，而其他技术的比重相对稳定或有所波动。

2014—2023 年全球 Health AI 聚焦技术细分领域的份额分布见图 2-8，观察图 2-8，我们可以发现“机器学习（含深度学习）”是主要技术领域，占比最大，达到 70.31%，说明应用在 Health AI 方面的“机器学习”技术已较为成熟。其次是医疗机器人的研究，占比 19.55%。而在“自然语言处理”“决策规则”及“知识库”等方面的研究相对不足。

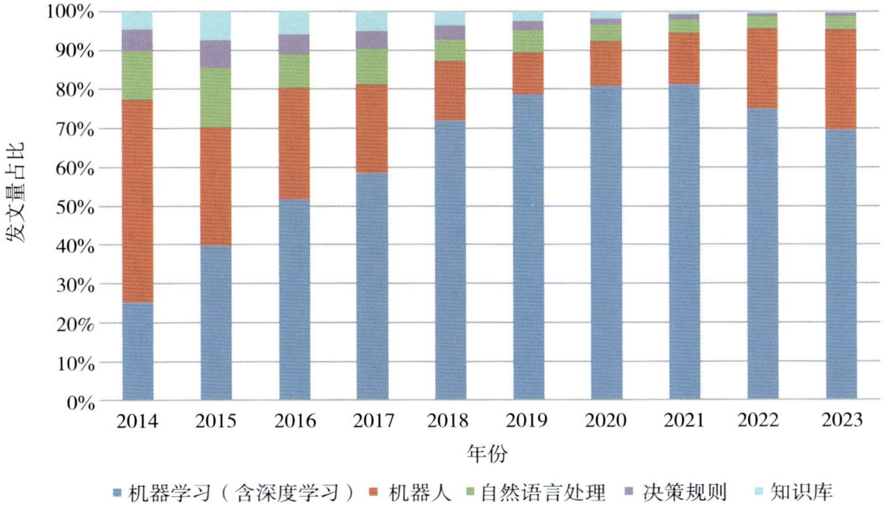

图 2-7　2014—2023 年全球 Health AI 聚焦技术细分领域发文占比变化趋势

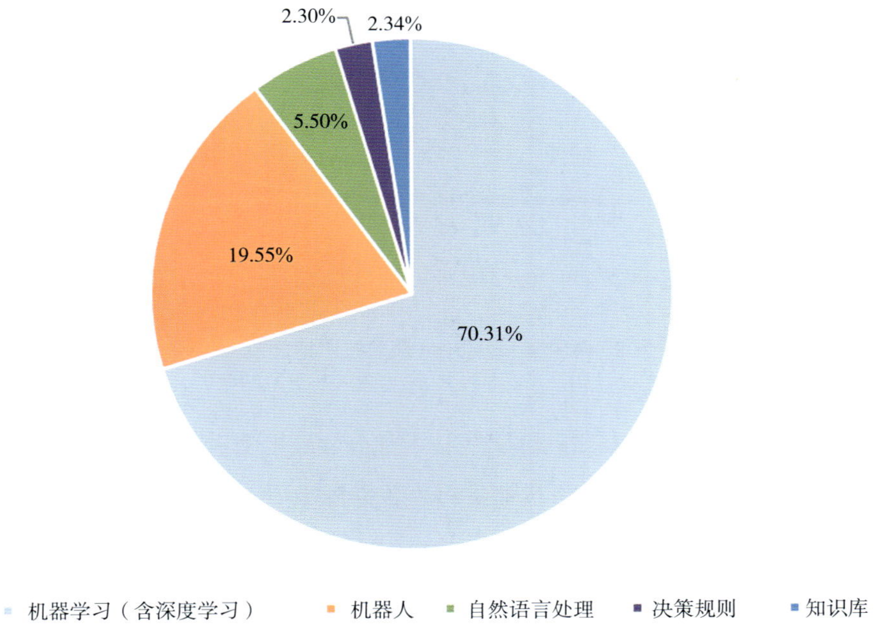

图 2-8　2014—2023 年全球 Health AI 聚焦技术细分领域的份额分布

（图中百分比为四舍五入保留两位小数结果）

2. 中国情况　2014—2023 年中国 Health AI 聚焦技术细分领域发文量变化趋势见图 2-9。观察图 2-9，可以看出，在“知识库”“决策规则”“自然语言处理”领域，文章发表数量总体相对稳定，数量较少，表明这些技术在中国 Health AI 领域的研究活跃度较为平稳。在“机器学习（含深度学习）”这一细分领域中，发文量在过去 5 年呈显著增长，增长十分迅速，尤其是在 2018 年之后，成为推动中国 Health AI 发展的核心技术。“机器人”技术的研究自 2019 年开始有所增加，表明该领域逐渐受到关注。与全球趋势相比，中国的技术分类趋势与全球大致相同。

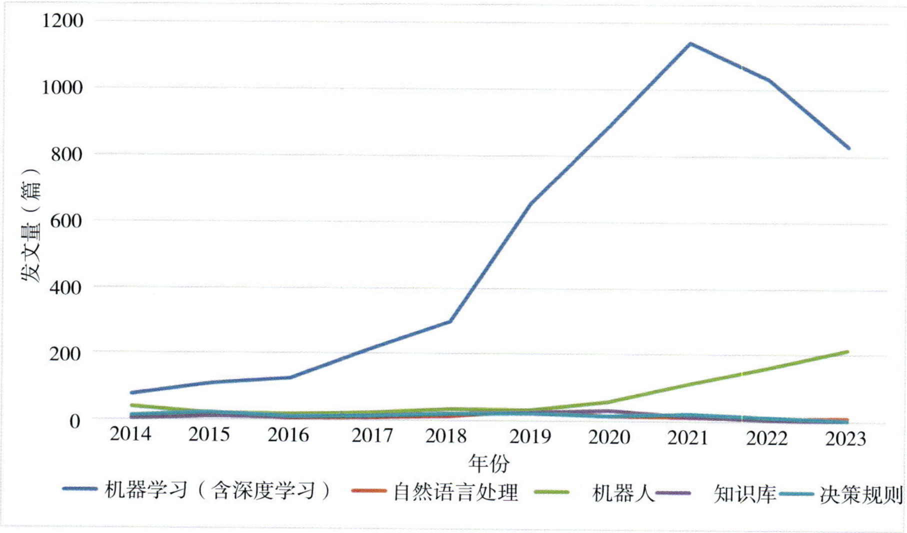

图 2-9　2014—2023 年中国 Health AI 聚焦技术细分领域发文量变化趋势

2014—2023 年中国 Health AI 聚焦技术细分领域发文占比变化趋势如图 2-10 所示。从图 2-10 中可以看出“机器学习（含深度学习）”技术的发文量占比在过去 10 年中显著增长，逐渐成为中国 Health AI 领域的主导技术。相比之下，“自然语言处理”“决策规则”和“知识库”技术的发文量占比相对稳定且较低，表明这些技术的研究活跃度较为平稳，但其在整个 AI 领域中的比重较小，并非 AI 技术的主导。“机器人”技术的发文量占比在 2014 年左右开始下降，但近年来的回升趋势表明其应用潜力正在重新被挖掘。总体而言，“机器学习”技术的快速崛起主导了中国 Health AI 领域的发展，而其他技术的比重相对稳定或有所波动。与全球占比变化趋势相比，“机器学习（含深度学习）”技术在中国占比更大。

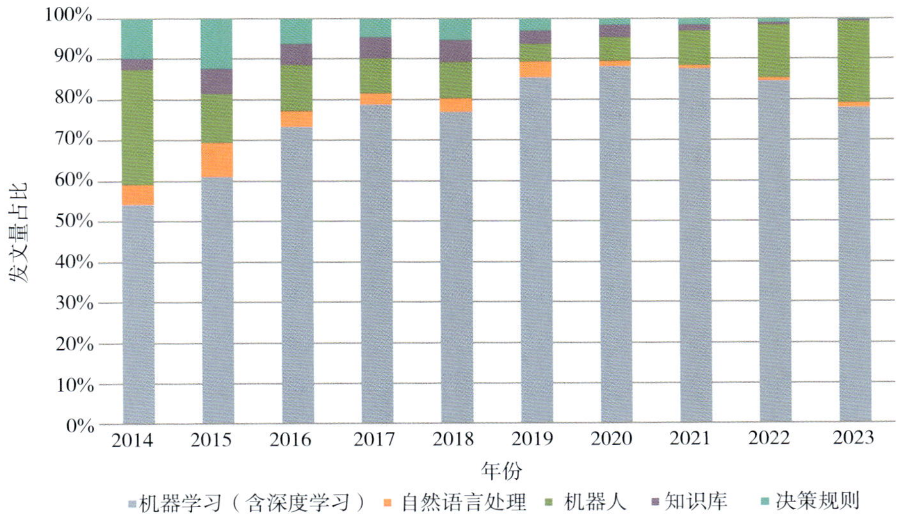

图 2-10　2014—2023 年中国 Health AI 聚焦技术细分领域发文占比变化趋势

2014—2023 年中国 Health AI 聚焦技术细分领域的份额分布见图 2-11，“机器学习（含深度学习）”占比最大，达到 82.43%，说明应用在 Health AI 方面我国更为关注“机器学习”技术在健康医疗领域中的研发与应用。其次是医疗机器人的研究，占比 10.94%，与全球分布相比，我国健康医疗领域中对机器人的关注还不足。而在“自然语言处理”“决策规则”及“知识库”等领域的研究占比更少。

（四）健康医疗问题——聚焦技术细分领域的研究领域

从健康医疗人工智能科学出版物中，我们提取了对应的健康医疗问题分类与聚焦技术细分领域分类，分析了两种分类的共现情况，根据二者的共现次数为值，制作了热力图，展示了健康医疗问题与所用技术的分布和密度情况。

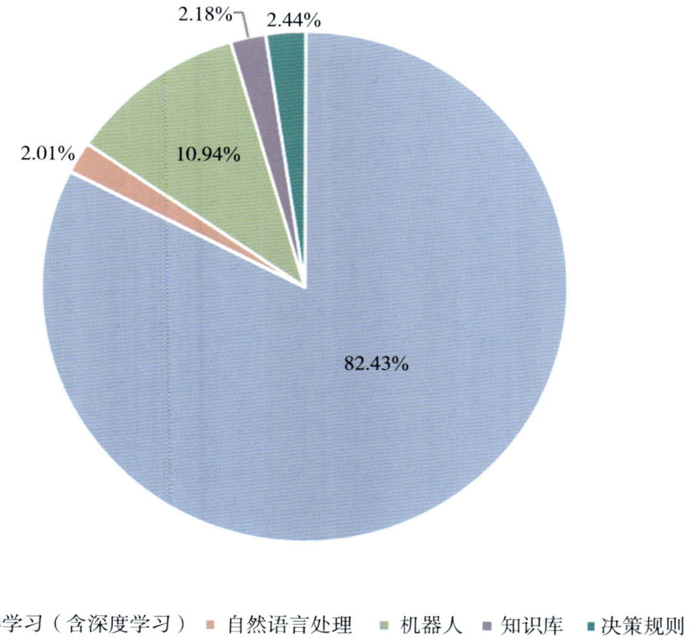

图 2-11　2014—2023 年中国 Health AI 聚焦技术细分领域的份额分布

（图中百分比为四舍五入保留两位小数结果）

1. 全球情况　2014—2023 年全球健康医疗问题与 Health AI 技术共现的热力图展示了不同医疗领域与 AI 技术的关联程度，详见图 2-12。从图 2-12 中可以看出，“机器学习”是最主要的应用技术，广泛应用于“环境和公共卫生”“卫生保健质量、获取和评价”及“肿瘤”研究领域。这表明“机器学习”在这些领域中具有显著的赋能潜力。在疾病领域，除了“肿瘤”外，“病理状态、体征和症状”“心血管疾病”“神经系统疾病”和“呼吸道疾病”也是“机器学习”技术应用较多的领域。这些领域的数据密集性和复杂性使得“机器学习”技术能够发挥重要作用。“机器人”技术也在多个健康医疗领域中得到应用，特别是在“卫生保健质量、获取和评价”“环境和公共卫生”“卫生保健设施、人力和服务”等领域。在疾病领域，“机器人”技术主要应用于“肿瘤”“病理状态、体征和症状”“泌尿生殖系统疾病”和“神经系统疾病”。与“机器学习”相比，“机器人”技术在“眼疾病”“感染”和“呼吸道疾病”等领域的应用目前还相对不足，具有应用潜力。

（单位：篇）

	机器学习（含深度学习）	机器人	自然语言处理	决策规则	知识库
职业病	25	7	1	3	1
口颌疾病	328	60	2	2	5
先天性遗传性新生儿疾病和畸形	392	91	6	9	29
耳鼻咽喉疾病	278	69	4	4	5
眼疾病	979	29	13	10	8
动物疾病	144	20	0	2	10
创伤和损伤	577	304	19	10	4
肌肉骨骼疾病	636	189	25	11	19
免疫系统疾病	595	59	38	19	18
血液和淋巴系统疾病	323	44	11	5	8
泌尿生殖系统疾病	1300	1466	51	33	32
感染	2078	151	102	57	43
呼吸道疾病	2628	299	115	60	34
化学诱导疾病	340	8	97	2	34
卫生保健经济学和组织	608	194	192	46	45
精神障碍	1485	320	110	16	46
皮肤和结缔组织疾病	1489	52	58	40	23
心血管疾病	2491	767	134	44	31
消化系统疾病	1498	717	46	20	27
病理状态、体征和症状	4195	1897	196	89	138
神经系统疾病	3308	1307	98	73	62
人口特征	1126	285	144	36	22
肿瘤	5882	2180	198	110	140
卫生保健设施、人力和服务	2424	1974	357	103	107
卫生服务管理	4010	2211	1285	166	278
卫生保健质量、获取和评价	11 894	3275	1426	436	379
环境和公共卫生	13 160	2897	1412	512	373
内分泌系统疾病	1021	218	50	24	28
营养和代谢性疾病	766	102	39	28	36

图 2-12　全球健康医疗问题——聚焦技术热力图

2. 中国情况　2014—2023 年中国健康医疗问题与 Health AI 技术共现的热力图展示了不同医疗领域与 AI 技术的关联程度，详见图 2-13。从图 2-13 中可以看出，“机器学习”是最主要的应用技术，广泛应用于“环境和公共卫生”“卫生保健质量、获取和评价”及“肿瘤”研究领域。这表明“机器学习”在这些领域中具有显著的赋能潜力。在疾病领域，除了“肿瘤”外，“病理状态、体征和症状”“心血管疾病”“神经系统疾病”和“呼吸道疾病”也是“机器学习”技术应用较多的领域。这些领域的数据密集性和复杂性使得“机器学习”技术能够发挥重要作用。“机器人”技术也在多个健康医疗领域中得到应用，特别是在“卫生保健质量、获取和评价”“环境和公共卫生”“卫生保健设施、人力和服务”等领域。在疾病领域，“机器人”技术主要应用于“肿瘤”“病理状态、体征和症状”“泌尿生殖系统疾病”和“神经系统疾病”。与“机器学习”相比，“机器人”技术在“眼疾病”“感染”和“呼吸道疾病”等领域的应用目前还相对不足，具有应用潜力。与全球情况相比，中国的数据也显示出类似的趋势，即“机器学习”在“环境和公共卫生”“卫生保健质量、获取和评价”及“肿瘤”领域的广泛应用。然而，中国在“卫生服务管理”和“卫生保健设施、人力和服务”领域的 AI 技术应用较为突出，这可能反映了中国在医疗资源管理和服务优化方面的特殊需求。此外，中国在“感染”和“呼吸道疾病”领域的 AI 技术应用也较为显著，这可能与近年来中国在公共卫生事件中的应对经验有关。总体而言，中国的 AI 技术在健康医疗领域的应用与全球趋势一致，但在某些特定领域表现出更强的应用力度。

（五）基金资助金额变化趋势

2014—2023 年 Health AI 科学研究受基金资助金额总量排名前 5 位的国家的基金资助金额趋势如图 2-14 所示。2023 年，Health AI 基金资助金额排名前 5 位的国家或组织依次是美国、英国、日本、加拿大和中国。我国基金资助金额与发达国家相比差距较大。

（单位：篇）

	机器学习（含深度学习）	机器人	知识库	决策规则	自然语言处理
口颌疾病	14	5	2	1	0
消化系统疾病	39	2	0	0	0
血液和淋巴系统疾病	23	0	0	0	0
动物疾病	48	1	0	4	1
心血管疾病	85	2	1	0	1
肿瘤	261	6	10	8	1
眼疾病	82	2	1	2	0
感染	195	39	4	4	0
免疫系统疾病	190	30	2	2	0
泌尿生殖系统疾病	234	34	7	4	1
创伤和损伤	16	15	0	0	0
卫生保健设施、人力和服务	423	151	18	10	2
卫生保健经济学和组织	101	18	2	2	1
人口特征	102	25	12	0	2
呼吸道疾病	64	4	0	1	0
耳鼻咽喉疾病	11	1	1	1	0
化学诱导疾病	10	0	0	0	0
病理状态、体征和症状	376	34	3	14	4
卫生服务管理	445	48	32	3	4
肌肉骨骼疾病	27	16	0	1	0
内分泌系统疾病	50	0	1	0	0
皮肤和结缔组织疾病	54	7	2	6	1
卫生保健质量、获取和评价	821	115	23	9	4
神经系统疾病	239	27	1	13	0
先天性遗传性新生儿疾病和畸形	61	6	0	4	0
营养和代谢性疾病	34	1	1	0	0
精神障碍	160	14	0	0	0
环境和公共卫生	909	172	24	7	4

图 2-13　中国健康医疗问题——聚焦技术热力图

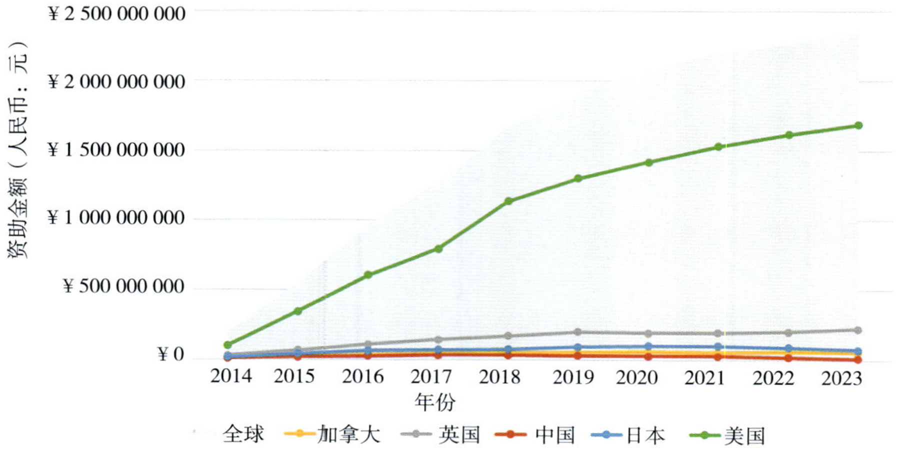

图 2-14　2014—2023 年 Health AI 基金资助金额趋势

第 3 章

科学技术研究

一、数据与指标

（一）数据来源

本报告通过专利数据探究健康医疗人工智能领域技术发展变化的特征和趋势，专利数据从 Dimensions 平台中获取。本报告利用 FOR 检索，通过 Dimensions 平台检索健康医疗人工智能相关领域的专利数据。在 Dimensions 平台中，每条专利数据被标注了对应的研究领域。如果一条专利数据被标注的研究领域中同时含有医疗保健和人工智能两个方面，则被视为健康医疗人工智能科学出版物。其中健康医疗的检索领域为：32 biomedical and clinical sciences or 42 health sciences or 5203 clinical and health psychology；人工智能的检索领域为：4602 artificial intelligence or 4611 machine learning。经过检索和初步筛选，获取健康医疗领域人工智能 2014—2023 年相关专利（包含申请专利与授权专利）7287 条。

（二）分析指标

1. 专利数量　专利数量代表了一个国家或企业在一定时间内发布的专利数量，包括申请专利与授权专利。这个指标可以用来衡量一个国家或企业的技术创新能力、市场竞争力、行业格局和技术发展水平。

2. 专利权人　专利权人是指在专利法规定的专利保护期内，依法享有专利权的自然人、法人或其他组织。专利权人的分析可以帮助了解健康医疗人工智能领域的技术创新情况和竞争格局，为相关的决策提供有价值的参考依据。

3. 健康医疗问题分类　对专利数据的摘要进行梳理，抽取 MeSH 主题词，根据专利摘要对应的 MeSH 主题词，将其对应到健康医疗领域二级术语进行分类统计，详见表 1-1。

4. 聚焦技术分类　根据专利摘要对应的 MeSH 主题词，将其对应到聚焦技术领域术语进行分类统计，详见表 1-2。

5. 健康医疗问题与聚焦技术的共现　对专利摘要对应的健康医疗领域二级 MeSH 主题词与技术领域主题词的共现情况进行统计分析，揭示人工智能技术在健康医疗领域应用研究的分布情况。

二、分析结果

（一）专利技术分析通览

1. 专利数量变化趋势　2014—2023 年，全球 Health AI 专利数量变化趋势详见图 3-1。2023 年，专利技术发表数量排名前 5 位的国家依次是中国、美国、韩国、日本、德国。Health AI 领域的专利数量总体呈显著增长态势。从 2014 年的 395 项增长到 2023 年的 1081 项，增幅超过 170%。我国在这一领域的表现尤为突出，自 2018 年以后，我国 Health AI 专利申请量始终位居世界首位，且增长势头持续。专利数量从 2014 年的 43 项大幅增加至 2023 年的 432 项，成为全球 Health AI 专利的主要贡献者。美国虽然起步较早且基数较大，但增长相对平稳，从 199 项增至 228 项。日本、韩国和德国的专利数量增长较为缓慢，分别从 34 项、19 项和 16 项增至 64 项、95 项和 28 项。总体来看，Health AI 领域的创新活动日益活跃，尤其是中国在该领域的快速崛起，推动了全球专利数量的显著增长，体现了我国健康医疗人工智能领域对技术转化的重视和保护。

2. 排名前 10 位的专利权人　健康医疗人工智能专利授权量排名前 10 位的全球专利权人和中国专利权人的科研产出情况见表 3-1。其中，全球专利授权最高的专利权人为美国的 IBM（344 项），而我国专利授权最高的专利权人为浙江大学（52 项），未能进入全球的专利权人前 5 名。值得注意的是，虽然我国健康医疗人工智能领域专利授权量逐年上升并在全球排名前列，但缺少具有高影响力和引领导向的专利权人，专利主要分布在高校和科研机构中，与全球分布相比，企业专利权人占比较少，说明应用驱动产生的技术创新方面比较薄弱，技术创新到产品转化方面仍需加强。

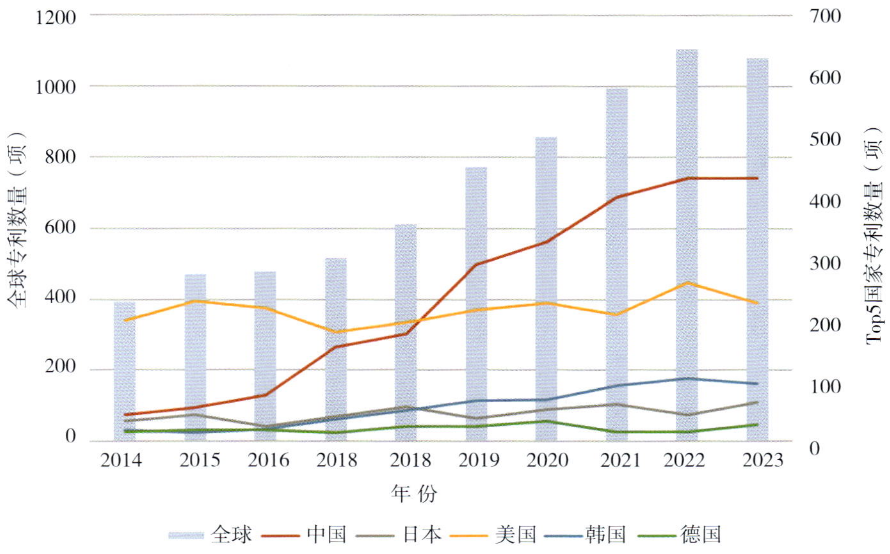

图 3-1　2014—2023 年全球 Health AI 专利数量变化趋势

表 3-1　全球和中国 Health AI 授权专利排名前 10 位的专利权人

排名	专利权人（全球）	发文量（篇）	专利权人（中国）	发文量（篇）
1	IBM IBM（美国）	344	Zhejiang University 浙江大学	52
2	Qualcomm 高通（美国）	226	Tsinghua University 清华大学	45
3	Intel 英特尔（美国）	120	Tianjin University 天津大学	38
4	Samsung 三星（韩国）	105	Huazhong University of Science and Technology 华中科技大学	24
5	HRL Laboratories HRL 实验室（美国）	87	Peking University 北京大学	21
6	Micron 美光（美国）	65	Beihang University 北京航空航天大学	21
7	Zhejiang University 浙江大学（中国）	52	Hangzhou Dianzi University 杭州电子科技大学	20

续表

排名	专利权人（全球）	发文量（篇）	专利权人（中国）	发文量（篇）
8	Philips 飞利浦（荷兰）	46	University of Electronic Science and Technology of China 电子科技大学	17
9	Tsinghua University 清华大学（中国）	45	Huawei Technologies （China） 华为（中国）	16
10	Henkel 汉高（德国）	42	West China Hospital of Sichuan University 四川大学华西医院	15

（二）专利技术聚焦的健康医疗问题领域分析结果

1. 全球情况　2014—2023 年全球 Health AI 健康医疗问题领域专利数量概览见图 3-2。全球范围内，Health AI 技术在“环境和公共卫生”领域的相关专利数量最多，达到 1821 项，其次是“卫生保健质量、获取和评价”（1278 项）和“卫生保健设施、人力和服务”（956 项）。这表明 Health AI 技术在解决公共卫生问题、提升卫生保健质量和优化卫生服务资源配置方面得到了广泛的技术创新和应用。在疾病相关领域，“病理状态、体征和症状”（678 项）、“卫生服务管理”（673 项）和“神经系统疾病”（527 项）是专利数量较多的领域，说明 Health AI 技术在疾病诊断、卫生服务管理和神经系统疾病管理等方面具有显著的技术优势和应用潜力。此外，“泌尿生殖系统疾病”（339 项）和“感染”（332 项）等领域的专利数量也相对较高，显示出 Health AI 技术在这些疾病领域的技术探索和应用尝试。值得注意的是，“精神障碍”（289 项）和“免疫系统疾病”（287 项）等领域的专利数量也进入了前 10 名，表明这些领域的技术创新和应用正在逐步加强。

与科学出版物相比，专利和学术论文在“环境和公共卫生”“卫生保健质量、获取和评价”“病理状态、体征和症状”和“神经系统疾病”等领域表现出高度一致性，表明这些领域是 Health AI 技术和研究共同关注的重点。专利和期刊论文在这些领域的排名均较为靠前，显示出技术和研究在这些领域的双重重视。然而，专利更多侧重于技术应用，例如“卫生保健设施、人力和服务”和“感染”等领域在专利数量中表现突出，反映出 Health AI 技术在设施管理、人力资源配置和感染防控等方面的实际应用创新。相比之下，科学出版物更多体现了学术研究的深度，例如“卫生服务管理”和“心血管疾病”等领域在期刊论文中占据重要地位，表明这些领域的研究活跃度较高。总体来看，专利和期刊论文的分布既有重叠又有差异，反映了 Health AI 技术在健康医疗领域的多元化应用和深入研究。

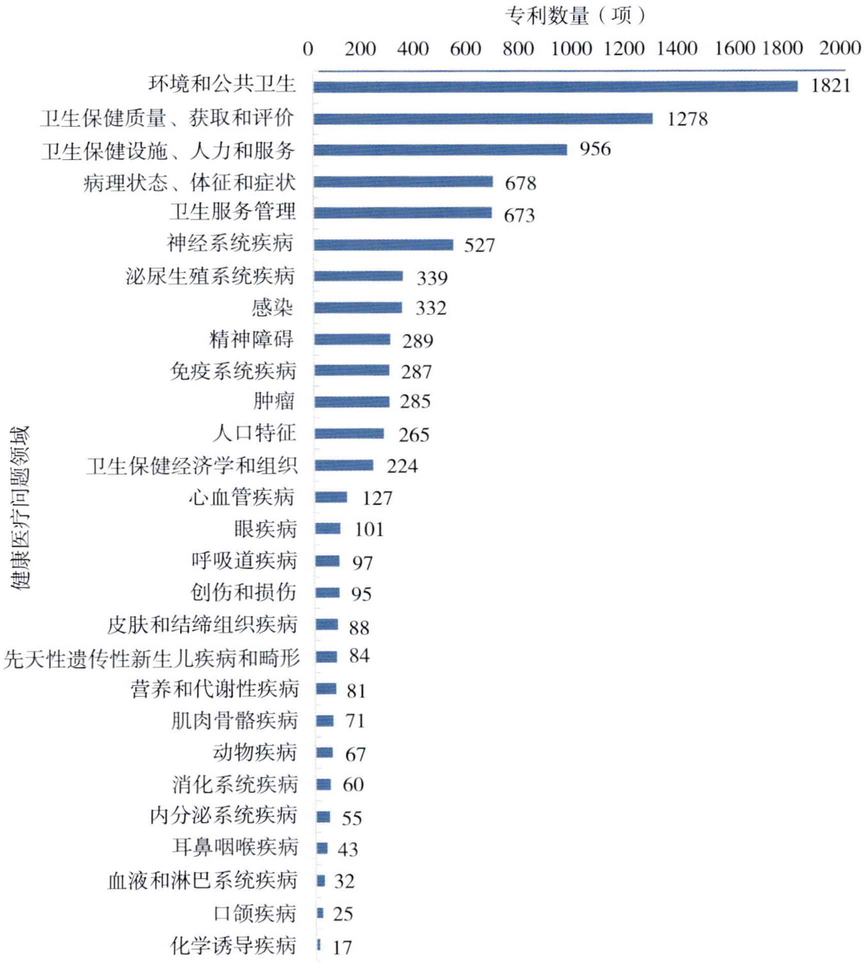

图 3-2　2014—2023 年全球 Health AI 健康医疗问题领域专利数量概览

2014—2023 年全球 Health AI 领域专利数量按照健康医疗问题分类的变化趋势如图 3-3 所示。Health AI 领域的专利数量整体呈上升趋势，尤其是在 2019—

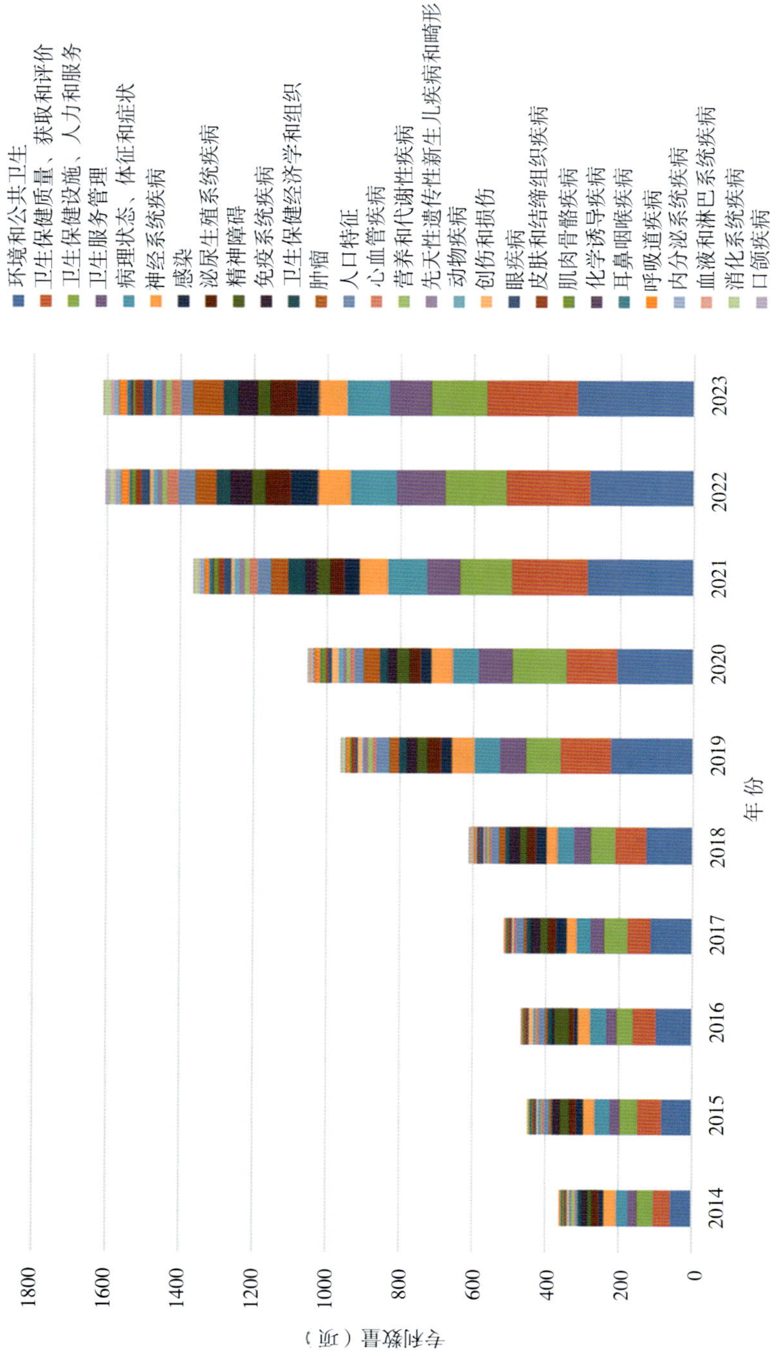

图 3-3 2014—2023 年全球 Health AI 领域专利数量按照健康医疗问题分类的变化趋势

2021 年，多个领域的专利数量显著增加。“环境和公共卫生”领域的专利数量始终处于领先地位，从 2014 年的 59 项增长到 2023 年的 319 项，显示出 AI 技术在这一领域的持续创新和应用。“卫生保健质量、获取和评价”领域的专利数量也保持了较高的增长，从 2014 年的 47 项增加到 2023 年的 248 项，表明 AI 技术在提升卫生保健质量和可及性方面的广泛应用。在疾病相关领域，“病理状态、体征和症状”和“神经系统疾病”的专利数量增长较为显著，分别从 2014 年的 29 项和 35 项增加到 2023 年的 115 项和 77 项，反映出 AI 技术在疾病诊断和神经系统疾病管理中的重要作用。值得注意的是，“感染”和“泌尿生殖系统疾病”领域的专利数量在 2020—2022 年显著增加，分别从 2019 年的 30 项和 35 项增长到 2022 年的 73 项和 70 项，表明 Health AI 技术在应对感染性疾病和泌尿生殖系统疾病方面的应用潜力。然而，一些领域的专利数量相对较少，例如“化学诱导疾病”和“口颌疾病”，分别从 2014 年的 2 项和 0 项增长到 2023 年的 4 项和 5 项，表明 AI 技术在这些领域的应用研究尚处于初步阶段。此外，“内分泌系统疾病”和“血液和淋巴系统疾病”等领域的专利数量虽然有所增长，但整体仍然较低，分别为 2023 年的 18 项和 5 项，显示出这些领域的技术创新仍需进一步加强。

2. 中国情况　2014—2023 年中国 Health AI 健康医疗问题领域专利数量概览见图 3-4。在中国范围内，Health AI 技术在“环境和公共卫生”领域的相关专利数量最多，达到 870 项，其次是“卫生保健质量、获取和评价”（561 项）和“卫生保健设施、人力和服务”（437 项）。这表明 Health AI 技术在解决公共卫生问题、提升卫生保健质量和优化卫生服务资源配置方面得到了广泛的技术创新和应用。在疾病相关领域，“病理状态、体征和症状”（285 项）、“神经系统疾病”（187 项）和“肿瘤”（147 项）是专利数量较多的领域，说明 Health AI 技术在疾病诊断、神经系统疾病管理和肿瘤诊疗等方面具有显著的技术优势和应用潜力。此外，“泌尿生殖系统疾病”（119 项）和“感染”（111 项）等领域的专利数量也相对较高，显示出 Health AI 技术在这些疾病领域的技术探索和应用尝试。值得注意的是，“精神障碍”（109 项）和“免疫系统疾病”（88 项）等领域的专利数量也进入了前列，表明这些领域的技术创新和应用正在逐步加强。相比之下，某些领域的专利数量相对较少，例如“心血管疾病”（51 项）、“眼疾病”（41 项）和“先天性遗传性新生儿疾病和畸形”（40 项），显示出这些领域的技术创新仍有较大的发展空间。此外，“化学诱导疾病”（5 项）和“口颌疾病”（10 项）等领域的专利数量较低，表明 AI 技术在这些领域的应用研究尚处于初步阶段。总体来看，中国 Health AI 技术在健康医疗领域的专利分布与全球趋势基本一致，重点集中在公共卫生、卫生保健管理和疾病诊断等领域，而在心血管疾病、眼疾病等领域的创新潜力有待进一步挖掘。这些数据反映了中国在 Health AI 技术应用方面的重点领域和未来发展方向。

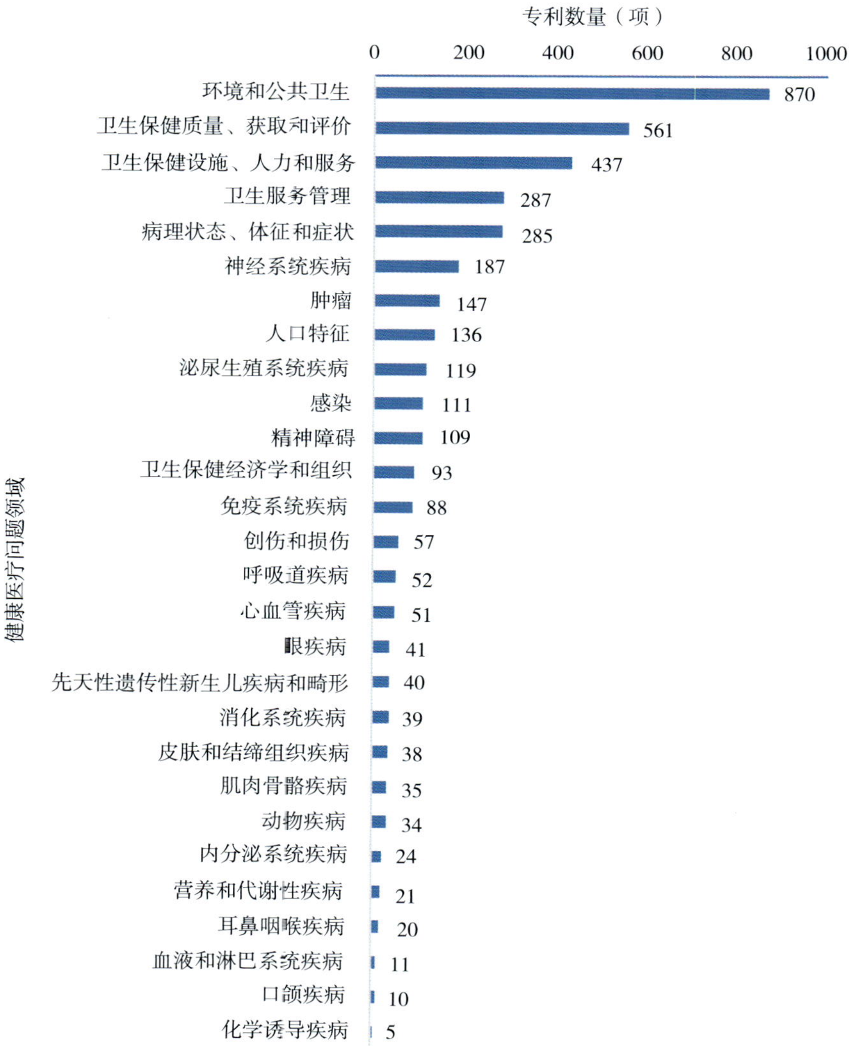

图 3-4　2014—2023 年中国 Health AI 健康医疗问题领域专利数量概览

2014—2023 年中国 Health AI 领域专利数量按照健康医疗问题分类的变化趋势如图 3-5 所示。Health AI 领域的专利数量整体呈上升趋势，尤其是在 2019—2021 年，多个领域的专利数量显著增加。“环境和公共卫生”领域的专利数量始终处于领先地位，从 2014 年的 11 项增长到 2023 年的 172 项，显示出 AI 技术在这一领域的持续创新和应用。“卫生保健质量、获取和评价”领域的专利数量也保持了较高的增长，从 2014 年的 9 项增加到 2023 年的 122 项，表明 AI 技术在提升卫生保健质量和可及性方面的广泛应用。在疾病相关领域，“病理状态、体征和症状”和“神经系统疾病”的专利数量增长较为显著，分别从 2014 年的 5 项和 6 项增加到 2023 年的 56 项和 31 项，反映出 AI 技术在疾病诊断和神经系统疾病管理中的重要作用。值得注意的是，“感染”和“泌尿生殖系统疾病”领域的专利数量在 2020—2022 年显著增加，分别从 2019 年的 12 项和 17 项增长到 2022 年的 35 项和 33 项，表明 Health AI 技术在应对感染性疾病和泌尿生殖系统疾病方面的应用潜力。然而，一些领域的专利数量相对较少，例如“化学诱导疾病”和“口颌疾病”，分别从 2014 年的 0 项和 0 项增长到 2023 年的 0 项和 3 项，表明 AI 技术在这些领域的应用研究尚处于初步阶段。此外，“内分泌系统疾病”和“血液和淋巴系统疾病”等领域的专利数量虽然有所增长，但整体仍然较低，分别为 2023 年的 9 项和 2 项，显示出这些领域的技术创新仍需进一步加强。与全球趋势相比，中国在“环境和公共卫生”和“卫生保健质量、获取和评价”领域的专利数量增长趋势与全球一致。在疾病相关领域，中国在“病理状态、体征和症状”和“神经系统疾病”等领域的专利数量增长趋势与全球相似，但在“肿瘤”和“心血管疾病”等领域的专利数量相对较少，显示出这些领域的技术创新仍有较大的发展空间。总体来看，中国 Health AI 技术在健康医疗领域的专利分布与全球趋势基本一致，但在某些领域的创新潜力和应用广度上仍需进一步加强。这些数据反映了中国在 Health AI 技术应用方面的重点领域和未来发展方向。

（三）专利技术细分领域分析结果

1. 全球情况　2014—2023 年全球 Health AI 专利中聚焦技术细分领域变化趋势见图 3-6。观察该数据我们可以看出，在“自然语言处理”“决策规则”和“知识库”领域，专利数量变化不明显，相关专利数量较低，2021 年上述 3 个领域

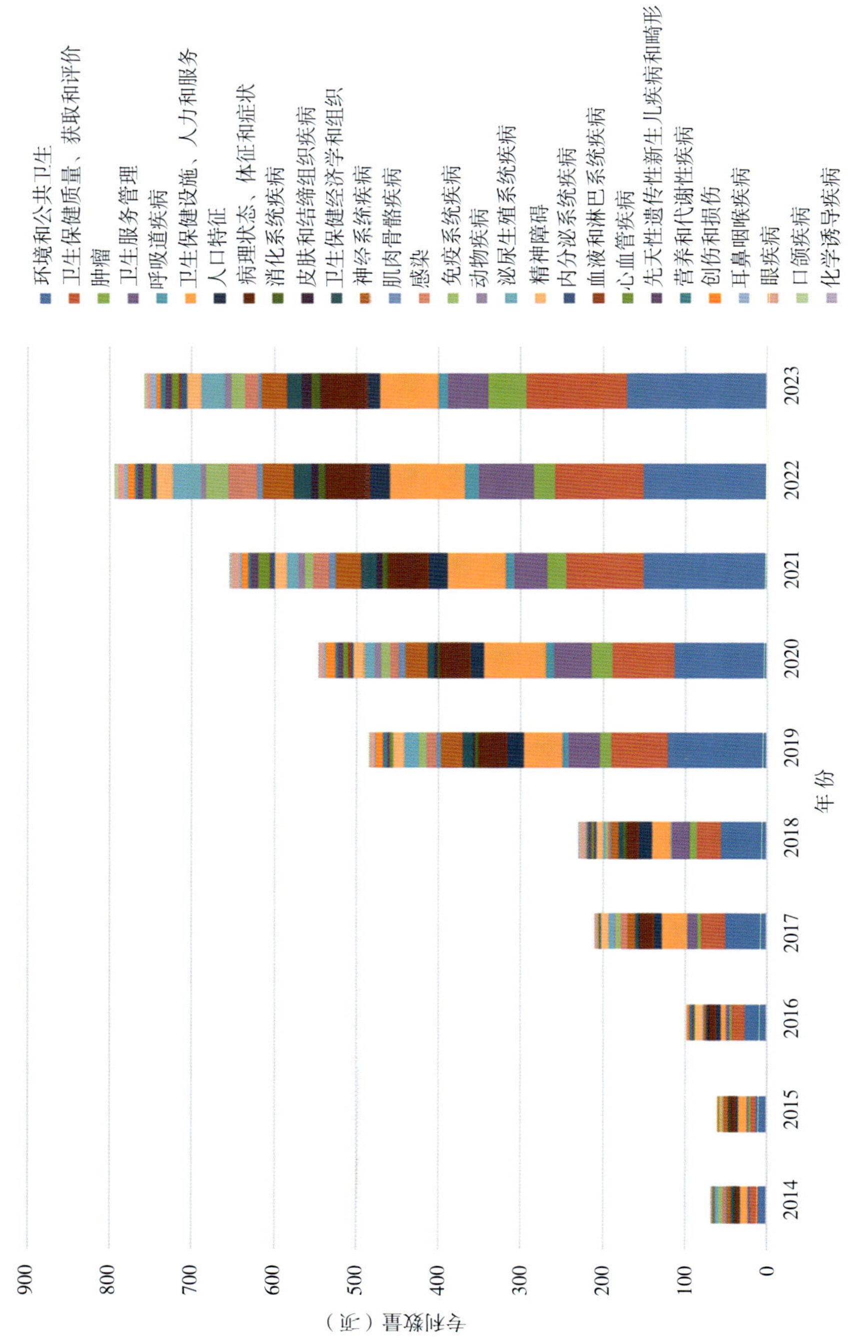

图 3-5　2014—2023 年中国 Health AI 领域专利数量按照健康医疗问题分类的变化趋势

专利数量较多，然而最多的“知识库”领域相关专利也仅为 13 项。在“机器学习（含深度学习）”这一细分领域中，专利数量从 2014 年的 59 项快速增长到 2023 年的 515 项，尤其是在 2017 年之后呈现指数增长，增长速率十分迅速。这表明机器学习技术在 Health AI 领域的应用得到了广泛关注和快速发展，成为推动 Health AI 技术进步的核心驱动力。在“机器人”这一细分领域中，专利数量从 2014 年的 9 项增长到 2023 年的 87 项，尤其是在 2017 年之后有小幅度的增加，该趋势与科学出版物一致。这表明机器人技术在 Health AI 领域的应用逐步扩展，尤其是在医疗机器人、手术辅助等领域的创新潜力正在逐步释放。总体来看，全球 Health AI 专利技术细分领域的变化趋势显示，机器学习（含深度学习）是技术创新的核心领域，增长最为显著。

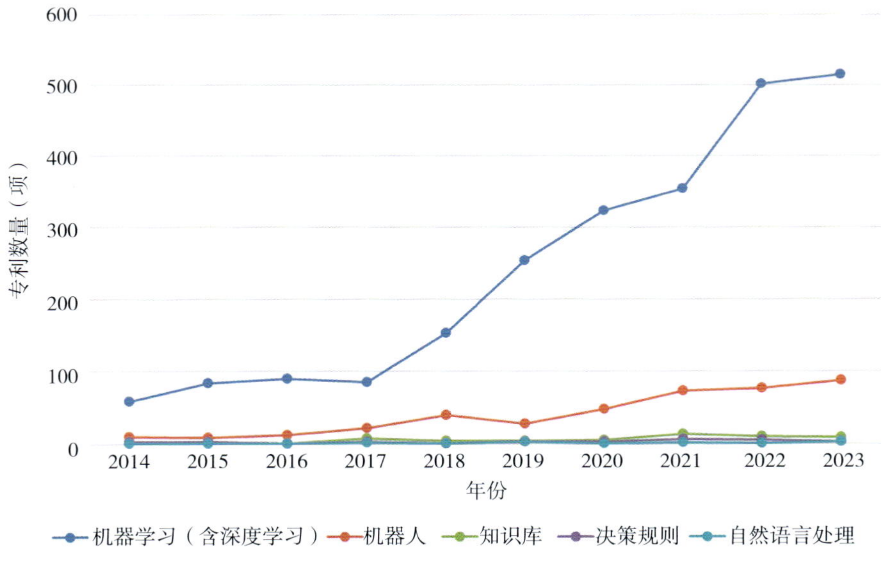

图 3-6　2014—2023 年全球 Health AI 专利中聚焦技术细分领域变化趋势

2014—2023 年全球 Health AI 专利技术细分领域的份额分布见图 3-7。观察图 3-7，我们可以发现“机器学习（含深度学习）”是主要技术领域，占比最大，达到 83.20%，说明应用在 Health AI 方面的机器学习技术已较为成熟，并且具有广泛的应用前景。与科学出版物相比，“机器学习”在所有技术中占比更高，表明该技术相较其他技术更具转化潜力，已成为 Health AI 领域的核心技术驱动力。其次是“机器人”技术，占比为 13.84%，显示出医疗机器人在 Health AI 领域的重要地位。“机器人”技术在手术辅助、康复治疗和医疗服务自动化等方面的应用逐步扩展，表明其技术创新和实际应用潜力正在逐步释放。相比之下，“知识库”（1.89%）、“决策规则”（0.83%）和“自然语言处理”（0.24%）等领域的专利占比相对较低。这表明这些技术从科学研究向实际应用的转化存在一定困难，可能受限于技术成熟度、应用场景复杂性或市场需求等因素。

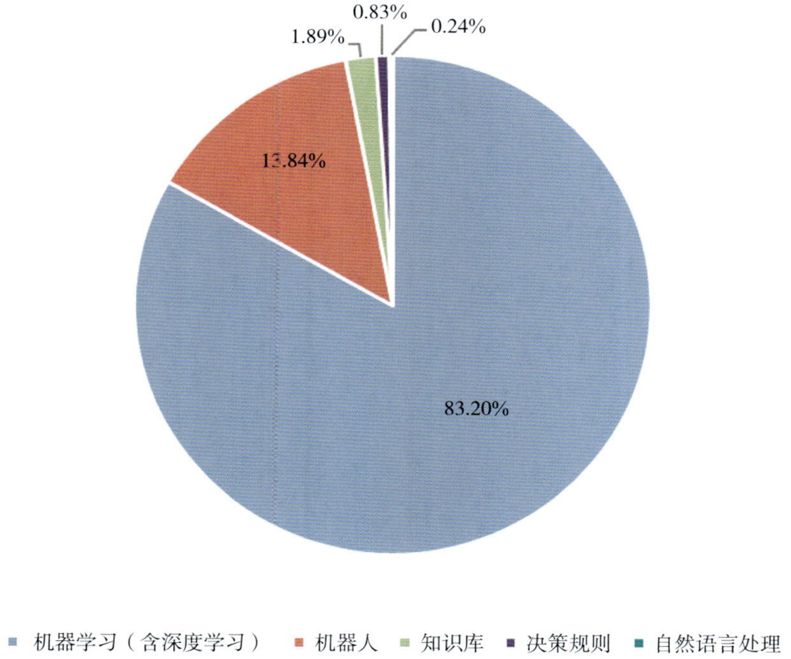

图 3-7　2014—2023 年全球 Health AI 专利技术细分领域的份额分布

与全球科学出版物（图 2-8）相比，专利与论文的份额占比显示出显著差异。在科技论文中，“机器学习（含深度学习）”虽然仍是主要技术领域，但占比为 70.31%，低于专利中的占比。这表明“机器学习”技术在科学研究中占据重要地位，但其技术转化能力更强，实际应用更为广泛。“机器人”技术在论文中的占比为 19.55%，高于专利中的占比（13.84%），说明“机器人”技术在科学研究中受到较多关注，但其技术转化相对滞后。“自然语言处理”（5.50%）、“决策规则”（2.34%）和“知识库”（2.30%）等领域的论文占比显著高于专利占比，表明这些技术在科学研究中具有一定的重要性，但从科学研究向实际应用的转化存在较大困难。

2. 中国情况　2014—2023 年中国 Health AI 专利中聚焦技术细分领域变化趋势如图 3-8 所示。观察该数据，可以发现“机器学习（含深度学习）”领域的专利数量从 2014 年的 5 项快速增长到 2023 年的 158 项，尤其是在 2017 年之后呈现显著增长，表明“机器学习”技术在中国 Health AI 领域的应用得到了广泛关注和快速发展，成为推动技术进步的核心驱动力。其次是“机器人”技术，专利数量从 2014 年的 1 项增长到 2023 年的 63 项，尤其是在 2017 年之后有小幅度的增加，显示出“机器人”技术在医疗领域的应用逐步扩展。相比之下，“知识库”“自然语言处理”和“决策规则”等领域的专利数量相对较少，增长较为缓慢，表明这些技术在实际应用中的转化仍面临一定挑战。中国 Health AI 专利技术细分领域的变化趋势与全球趋势基本一致，“机器学习（含深度学习）”和“机器人”技术是技术创新的核心领域，增长最为显著；而“知识库”“自然语言处理”和“决策规则”等领域的技术创新相对滞后。

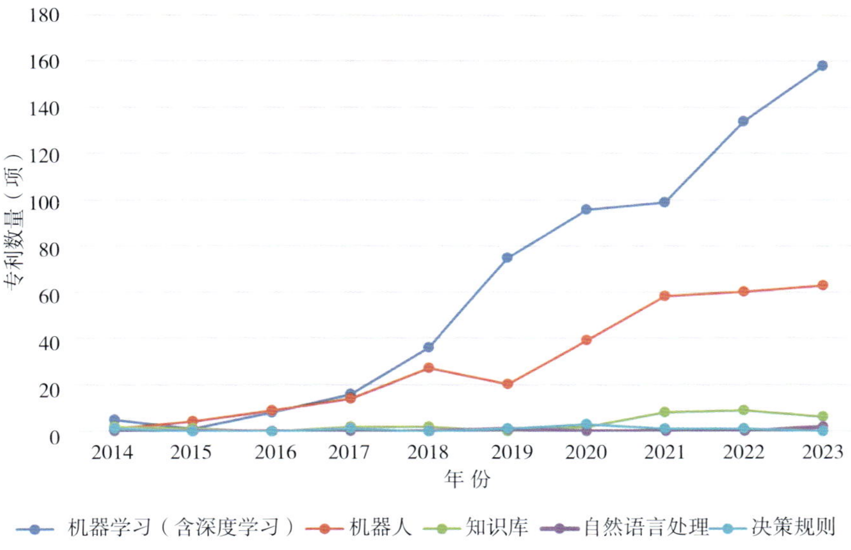

图 3-8　2014—2023 年中国 Health AI 专利中聚焦技术细分领域变化趋势

2014—2023 年中国 Health AI 专利技术细分领域的份额分布如图 3-9 所示。观察该数据，可以发现“机器学习（含深度学习）”是主要技术领域，占比最大，

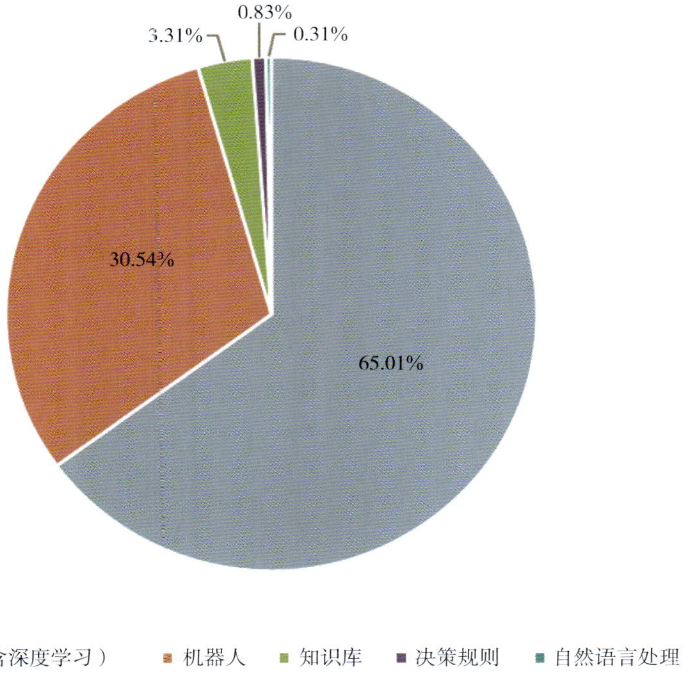

图 3-9　2014—2023 年中国 Health AI 专利技术细分领域的份额分布

达到 65.01%，表明“机器学习”技术在中国 Health AI 领域的实际应用中占据核心地位，技术转化能力较强。其次是“机器人”技术，占比为 30.54%，显示出医疗机器人在中国 Health AI 领域的重要地位，尤其是在手术辅助、康复治疗和医疗服务自动化等方面的应用潜力。相比之下，“知识库”（3.31%）、“决策规则”（0.83%）和“自然语言处理”（0.31%）等领域的专利占比较低，表明这些技术在实际应用中的转化仍面临较大挑战。与 2014—2023 年全球 Health AI 专利技术细分领域的份额分布相比，中国在“机器学习（含深度学习）”领域的占比（65.01%）低于全球的 83.20%，表明中国在“机器学习”技术的实际应用中虽然占据重要地位，但相较于全球水平仍有差距。在“机器人”领域，中国的占比（30.54%）显著高于全球的 13.84%，显示出中国在医疗机器人技术方面的创新和应用较为突出，可能得益于中国在机器人技术研发和医疗自动化领域的快速发展。在“知识库”“决策规则”和“自然语言处理”等领域，中国的专利占比与全球趋势基本一致，均处于较低水平。这表明这些技术在全球范围内从科学研究向实际应用的转化均存在较大困难，中国在这些领域的技术创新仍需进一步突破。中国 Health AI 专利技术细分领域的份额分布显示，“机器学习（含深度学习）”和“机器人”技术是技术创新的核心领域，占据了绝大部分份额；而“知识库”“决策规则”和“自然语言处理”等技术的研究和转化仍需进一步加强。与全球趋势相比，中国在“机器人”技术领域的表现较为突出，但在“机器学习”技术的实际应用中仍需追赶全球水平。

（四）专利技术中健康医疗问题——聚焦技术细分领域的研究领域

1. 全球情况　2014—2023 年全球专利技术揭示的健康医疗问题与 Health AI 技术共现的热力图见 3-10。观察该热力图，我们可以发现“机器学习（含深度学习）”是主要应用技术，该技术被广泛应用于“环境和公共卫生”（536 项）、“卫生保健质量、获取和评价”（482 项）及“卫生保健设施、人力和服务”（287 项）等领域。与科学出版物相比，“机器学习”在“肿瘤”中的应用热点值相对较低（209 项），表明该技术在肿瘤领域的技术转化仍有提升空间。在疾病领域，“病理状态、体征和症状”（224 项）、“泌尿生殖系统疾病”（156 项）和“感染”（127 项）是使用“机器学习”技术最多的领域，说明“机器学习”在上述领域具有较大的赋能潜力。与科学出版物相比，专利技术中“机器学习”在“泌尿生殖系统疾病”和“感染”领域的技术转化较为突出。“机器人”技术同样被广泛应用于多个健康医疗领域，尤其是在“卫生保健设施、人力和服务”（119 项）、“环境和公共卫生”（137 项）和“卫生保健质量、获取和评价”（91 项）等领域。在疾病领域，“机器人”技术主要应用于“病理状态、体征和症状”（28 项）、“泌尿生殖系统疾病”（21 项）、“神经系统疾病”（21 项）和“感染”（24 项），显示出“机器人”在这些领域的应用潜力。相比之下，“知识库”“决策规则”和“自然语言处理”等技术的应用较为有限。例如，“知识库”在“卫生服务管理”（20 项）和“环境和公共卫生”（14 项）中的应用较多，但在疾病领域的应用较少；“决策规则”在“病理状态、体征和症状”（12 项）和“卫生保健设施、人力和服务”（10 项）中的应用较多；“自然语言处理”的应用则较为分散，主要集中在“环境和公共卫生”（4 项）和“病理状态、体征和症状”（4 项）等领域。总体来看，“机器学习（含深度学习）”和“机器人”技术是 Health AI 专利技术中的核心应用领域，尤其是在公共卫生、卫生保健管理和疾病诊断等领域具有显著的技术转化潜力。而“知识库”“决策规则”和“自然语言处理”等技术的应用相对较少，表明这些技术在实际应用中的转化仍需进一步加强。

（单位：项）

	机器学习（含深度学习）	机器人	知识库	决策规则	自然语言处理
耳鼻咽喉疾病	11	1	1	1	0
先天性遗传性新生儿疾病和畸形	27	4	0	2	0
创伤和损伤	12	13	0	0	0
口颌疾病	14	3	2	1	0
化学诱导疾病	8	0	0	0	0
血液和淋巴系统疾病	16	0	0	0	0
精神障碍	89	11	0	0	0
泌尿生殖系统疾病	156	21	5	4	1
动物疾病	34	1	0	2	1
免疫系统疾病	120	18	2	2	0
感染	127	24	4	4	0
肌肉骨骼疾病	21	10	0	1	0
卫生保健经济学和组织	76	15	2	2	1
消化系统疾病	33	2	0	0	0
病理状态、体征和症状	224	28	3	12	4
内分泌系统疾病	44	0	1	0	0
眼疾病	62	2	1	2	0
心血管疾病	69	2	1	0	1
营养和代谢性疾病	30	1	1	0	0
呼吸道疾病	56	3	0	1	0
人口特征	76	21	8	0	2
神经系统疾病	145	21	1	11	0
卫生保健质量、获取和评价	482	91	13	7	4
皮肤和结缔组织疾病	44	5	2	4	1
卫生服务管理	257	42	20	3	4
肿瘤	209	5	6	6	1
环境和公共卫生	536	137	14	5	4
卫生保健设施、人力和服务	287	119	14	10	2

图 3-10　2014—2023 年专利技术中全球健康医疗问题——聚焦技术热力图

2. 中国情况　2014—2023 年中国专利技术揭示的健康医疗问题与 Health AI 技术共现的热力图见 3-11。观察该热力图，我们可以发现“机器学习（含深度学习）”是主要应用技术，该技术被广泛应用于“环境和公共卫生”（164 项）、“卫生保健质量、获取和评价”（144 项）及“卫生保健设施、人力和服务”（106 项）等领域。与全球数据相比，中国在“环境和公共卫生”和“卫生保健质量、获取和评价”领域的“机器学习”应用较为突出，显示出中国在这些领域的技术转化能力较强。在疾病领域，“肿瘤”（106 项）、“病理状态、体征和症状”（64 项）和“泌尿生殖系统疾病”（55 项）是使用“机器学习”技术最多的领域，说明“机器学习”在上述领域具有较大的赋能潜力。与全球数据相比，中国在“肿瘤”领域的“机器学习”应用较为显著，表明该领域的技术转化在中国得到了更多关注。“机器人”技术同样被广泛应用于多个健康医疗领域，尤其是在“环境和公共卫生”（116 项）、“卫生保健设施、人力和服务”（81 项）和“卫生保健质量、获取和评价”（76 项）等领域。与全球数据相比，中国在“环境和公共卫生”和“卫生保健设施、人力和服务”领域的机器人应用较为突出，显示出中国在这些领域的技术创新和应用潜力。在疾病领域，机器人技术主要应用于“病理状态、体征和症状”（28 项）和“泌尿生殖系统疾病”（14 项），与全球趋势基本一致，但在“感染”领域的应用相对较少（15 项）。相比之下，“知识库”“自然语言处理”和“决策规则”等技术的应用较为有限。例如，“知识库”在“卫生保健设施、人力和服务”（9 项）和“肿瘤”（6 项）中的应用较多，但在其他领域的应用较少；“自然语言处理”和“决策规则”的应用则较为分散，主要集中在“病理状态、体征和症状”等领域。与全球专利技术相比“机器学习（含深度学习）”和“机器人”技术是核心应用领域，尤其是在“环境和公共卫生”“卫生保健质量、获取和评价”和“卫生保健设施、人力和服务”等领域。在疾病领域，“病理状态、体征和症状”和“泌尿生殖系统疾病”是“机器学习”技术应用较多的领域。与全球专利技术相比，中国在“肿瘤”领域的“机器学习”应用较为突出，而全球数据中该领域的应用相对较少。在“环境和公共卫生”和“卫生保健设施、人力和服务”领域的“机器人”应用较为显著，而全球数据中这些领域的“机器人”应用相对较少。

（单位：项）

	机器学习（含深度学习）	机器人	知识库	自然语言处理	决策规则
化学诱导疾病	2	0	0	0	0
口颌疾病	4	1	2	0	0
眼疾病	20	1	1	0	0
耳鼻咽喉疾病	8	1	1	0	0
创伤和损伤	8	11	0	0	0
营养和代谢性疾病	11	1	0	0	0
先天性遗传性新生儿疾病和畸形	12	3	0	0	2
心血管疾病	22	2	1	1	0
血液和淋巴系统疾病	8	0	0	0	0
内分泌系统疾病	18	0	0	0	0
精神障碍	32	10	0	0	0
泌尿生殖系统疾病	55	14	5	0	3
动物疾病	19	1	0	1	2
免疫系统疾病	43	11	2	0	1
感染	44	15	3	0	1
肌肉骨骼疾病	9	9	0	0	0
神经系统疾病	54	21	0	0	3
卫生保健经济学和组织	34	10	2	0	1
皮肤和结缔组织疾病	21	4	0	1	2
消化系统疾病	24	1	0	0	0
病理状态、体征和症状	64	28	1	2	3
人口特征	24	17	2	2	0
卫生保健设施、人力和服务	106	81	9	1	5
呼吸道疾病	33	1	0	0	0
卫生服务管理	84	28	6	3	1
肿瘤	106	2	6	1	2
卫生保健质量、获取和评价	144	76	5	3	0
环境和公共卫生	164	116	6	3	0

图 3-11　2014—2023 年专利技术中中国健康医疗问题——聚焦技术热力图

（五）科学出版物向专利技术转化分析

1. 全球情况　2014—2023 年全球健康医疗问题——聚焦技术在科学出版物

与专利技术中的排名变化（图 3-12）情况揭示了人工智能技术从科学研究向技术转化的不同特征。观察数据可以发现，“环境和公共卫生—机器学习”与“卫生保健质量、获取和评价—机器学习”在科学研究与应用技术中的排名高度一致，分别稳居第 1 位和第 2 位，表明这些领域的研究成果较为成熟，技术转化潜力较大，已具备较高的实际应用价值。相比之下，“卫生保健设施、人力和服务—机器学习”在专利技术中的排名（第 3 位）显著高于科学出版物中的排名（第 11 位），显示出该技术在实际应用中具有较大的发展前景，从科学研究向技术转化的效率较高。类似地，“感染—机器学习”在专利技术中的排名（第 10 位）也高于科学出版物中的排名（第 14 位），表明该技术在应对感染性疾病方面的应用潜力正在逐步释放。然而，部分领域的技术转化存在明显滞后。例如，“肿瘤—机器学习”在科学研究中排名第 3 位，但在专利技术中排名下降至第 6 位，表明该领域的研究成果向实际应用的转化仍需加强。此外，“卫生服务管理—机器人”在科学出版物中排名第 12 位，而在专利技术中排名大幅下降至第 22 位，说明该技术仍处于探索阶段，研究成果尚未成熟，技术转化率较低。类似地，“心血管疾病—机器学习”在专利技术中的排名（第 17 位）远低于科学出版物中的排名（第 10 位），“肿瘤—机器人”在科学出版物中排名第 13 位，而在专利技术中排名大幅下降至第 43 位，表明该类技术转化率较低，实际应用仍需进一步探索和突破。表明该领域的技术转化面临较大挑战。总体来看，“机器学习”技术在“环境和公共卫生”及“卫生保健质量、获取和评价”等领域的研究与应用较为成熟，技术转化效率较高；而在“卫生保健设施、人力和服务”及“感染”等领域，“机器学习”技术的实际应用潜力正在逐步显现。相比之下，“机器人”技术在某些领域（如“卫生服务管理”）的研究成果向技术转化的效率较低，表明这些技术的实际应用仍需进一步探索和突破。这些数据反映了健康医疗人工智能技术在不同领域中的科学研究与技术转化情况。

2. 中国情况　2014—2023 年中国健康医疗问题——聚焦技术在科学出版物与专利技术中的排名变化（图 3-13）情况揭示了人工智能技术从科学研究向技术转化的不同特征。观察数据可以发现，“环境和公共卫生—机器学习”与“卫生保健质量、获取和评价—机器学习”在科学研究与应用技术中的排名高度一致，分别稳居第 1 位和第 2 位，表明这些领域的研究成果较为成熟，技术转化潜力较大，已具备较高的实际应用价值。相比之下，“肿瘤—机器学习”在专利技

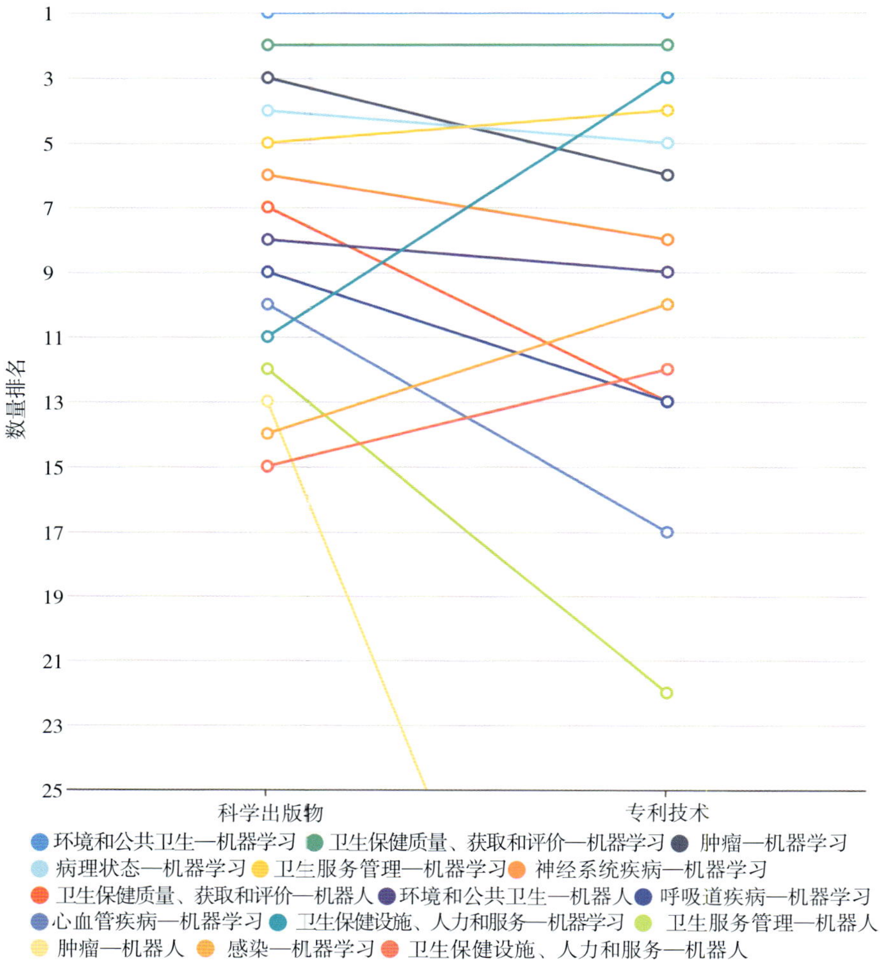

图 3-12　2014—2023 年全球健康医疗问题——聚焦技术在科学出版物与专利技术中的排名变化

术中的排名（第 4 位）高于科学出版物中的排名（第 6 位），表明该技术在肿瘤诊疗中的应用潜力正在逐步释放。然而，部分领域的技术转化存在明显滞后。例如，“病理状态、体征和症状—机器学习”在科学研究中排名第 5 位，但在专利技术中排名下降至第 9 位，表明该领域的研究成果向实际应用的转化仍需加强。此外，“精神障碍—机器学习”在科学出版物中排名第 12 位，而在专利技术中排名大幅下降至第 16 位，说明该技术仍处于探索阶段，研究成果尚未成熟，技术转化率较低。类似地，“人口特征—机器学习”在专利技术中的排名（第 19 位）低于科学出版物中的排名（第 15 位），表明该领域的技术转化仍有待提高。

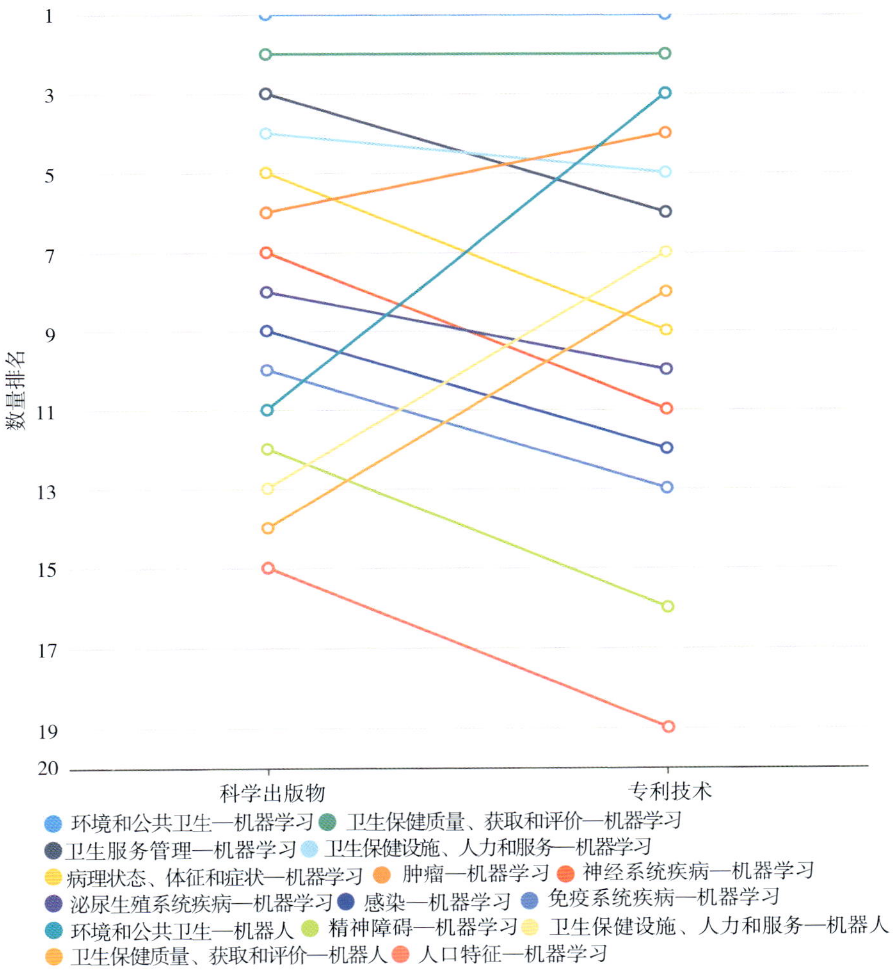

图 3-13　2014—2023 年中国健康医疗问题——聚焦技术在科学出版物与专利技术中的排名变化

第4章
人类－机器协同（AI临床试验）研究

医疗领域的信息化进程累积了海量的人类健康数据，越来越多的临床医师与计算机科学家合作致力于利用这些宝贵的健康数据挖掘信息、开发产品，以提升人类健康水平并减轻医疗卫生体系现有的沉重负担。据美国斯坦福大学统计，随生成式人工智能展现出越来越广泛的应用场景，2022—2023 年仅生成式人工智能的投资就增长了近 8 倍，达到 252 亿美元，2023 年全球 AI 投资总额超过 800 亿美元。据估计，全球医疗 AI 市场的价值将从 2018 年的 20 亿美元增长到 2025 年的 36 亿美元，年增长率可达到 50%。AI 相关的健康管理设备与临床决策支持系统已经成为当前医疗领域的研究热点之一。

从全球范围看，现有的 AI 应用于医疗领域的研究涵盖了多种应用场景，包括医学影像、辅助诊断、药物研发、健康管理、疾病预测等多个方面，其中 AI 医学影像是目前研究热度最高、落地前景最广的应用场景之一。美国斯坦福大学自 2017 年首份 AI 指数报告列出“人类级表现里程碑”（Human-Level Performance Milestones）清单后，健康医疗领域人工智能每年均有入选，包括 2017 年入选的“AI 诊断皮肤癌”、2018 年入选的“AI 用于前列腺癌的分级”和 2019 年入选的“AI 以专家级的准确性检测糖尿病视网膜病变”。2021 年，中国累计批准了 15 张 AI 医疗器械注册证，已通过审批的 AI 医疗器械均为医学影像领域，包括冠状动脉血流储备分数计算软件、心电分析软件、糖尿病视网膜病变眼底图像辅助诊断软件、肺结节 CT 影像辅助检测软件等。其中糖尿病视网膜病变眼底图像辅助诊断软件已在中国新疆地区部分医院落地应用。同时，各国政府也为 AI 在医疗领域的应用和发展提供了政策支持。如 2012 年欧洲发布了《欧盟电子健康行动计划（2012—2020）》，2014 年美国发布了《美国联邦政府医疗信息化战略规划 2015—2020》，2016 年中国国务院发布了《关于促进和规范健康医疗大数据应用发展的指导意见》，均提出促进信息技术在医疗领域的深度应用，提高医疗保健水平和效率的发展目标。医疗 AI 的研究与应用已在全球取得了广泛的政策支持和研究关注度，医疗 AI 产业正进入急速发展的新时期。

然而，当前面向 AI 相关的医疗应用设备与系统的研究、评价与审批制度并不完善，医疗 AI 落地应用的安全性和有效性仍受到挑战。根据《英国医学杂志》（*The BMJ*）2020 年发表的一项研究，伦敦帝国理工学院的研究人员通过回顾过去 10 年发表的文献，系统地检查了研究设计、报告标准、偏倚风险，并将深度学习算法在医学成像方面的表现与临床专家进行比较。结果显示，目前前瞻性的深度学习研究和随机试验证据仍较少。大多数非随机化试验不具有前瞻性，存在较高的偏倚风险，并偏离现有的报告标准。大多数研究的数据和代码不透明、不可获得，而且对照组通常很小。

随着与人工智能（AI）在医学领域相关的文章迅速增加，人们对标准化、规范化研究报告需求日益迫切。为此，全球不同机构发布了一系列指南以规范 AI 相关研究的报告，促进研究的复现性、遵守伦理标准，以及确保发布的结果具有科学有效性。这些指南清单的内容凸显了期刊要求发表 AI 研究的最低信息标准，可以作为很好的文献报道质量评价工具，因此很多期刊已要求在发表时遵循指南并完成指南中的清单。当前针对 AI 类的现有指南，包括 CLAIM（医学影像人工智能检查清单）、CONSORT-AI（随机对照试验报告标准 -AI 扩展）、SPIRIT-AI（干预性试验协议项目推荐标准 -AI 扩展）、FUTURE-AI（公平性、普遍性、可追溯性、实用性、稳健性和可解释性 -AI 原则）、MI-CLAIM（临床人工智能建模的最低信息要求）、MINIMAR（医学人工智能报告最低信息标准）和 RQS（放射组学质量评分）。现有 AI 相关报告指南主要目的及特点汇总见表 4-1。除报告标准外，2021 年哈佛大学的研究人员基于英国国家健康与临床卓越研究所（National Institute for Health and Care Excellence，NICE）为电子健康设备（digital health technologies，DHTs）制定了证据标准框架（evidence standards framework，ESF）。通过对 2000 年以来糖尿病领域 AI 设备有效性的临床试验研究的证据质量进行评价，研究发现大多数医疗 AI 设备的有效性研究证据均未达到最低证据标准，多数研究在研究设计、对照组与研究样本量上无法满足要求。

表 4-1　现有 AI 相关报告指南主要目的及特点汇总

指南清单	目的	形式	主要特点
CLAIM	医学影像中的应用	检查清单	指定前瞻性或回顾性研究；引用通用数据元素；详细说明数据处理（包括去标识化、数据分割和标注）；报告模型评估指标及失败分析
CONSORT-AI/SPIRIT-AI	涉及 AI 干预的临床试验	检查清单	针对随机试验定制章节；识别目标用户；涉及代码访问信息；SPIRIT-AI 专注于试验协议；不特定提到 AI 性能指标，而是依赖常规 CONSORT 统计方法
FUTURE-AI	安全、可信、符合伦理的医学影像 AI 解决方案	指导原则及检查清单	强调公平性、普遍性、可追溯性（模型护照、完整元数据记录等）、可用性（用户界面、临床整合）、稳健性和可解释性（透明度与用户信任）
MI-CLAIM	临床人工智能建模的最低信息要求	流程图	涉及数据处理细节（如数据策划与分割）；定义结构化与非结构化数据；报告模型评估指标及透明性（共享代码、允许第三方验证等）；讨论数据分布变化的影响
MINIMAR	医学人工智能报告最低信息标准	指导原则列表	包括非影像数据（如电子健康记录）；描述用户和应用场景；处理缺失数据；注重透明性（代码与数据共享）；关注社会经济特征对模型的影响
RQS	评估放射组学研究质量	16 条评分标准，总计 36 分	涉及影像协议质量、分割可重复性、多时间点成像、成本效益分析、临床应用、开放数据科学
PROBAST-AI*	评估预测模型研究中的偏倚与适用性	四步任务实施细节和时间线	针对个体预测模型；定义系统综述问题；评估偏倚风险及适用性（参与者、预测变量、结果及分析）
STARD-AI*	诊断准确性研究报告标准	检查清单	诊断准确性验证，关注外部数据集验证、数据泄露防范、算法泛化性分析
TRIPOD-AI	评估预测模型研究	检查清单	涉及开发或验证预测模型；包括缺失数据的处理和分析

* 为仍在研究 / 未正式发表指南

此外，还有一些其他面向医疗 AI 设备有效性评价的研究设计与结果报告的相关规范出台。世界卫生组织（World Health Organization，WHO）和美国食品药品管理局（Food and Drug Administration，FDA）在 2016 年、2019 年发布了医疗 AI 设备的研究和评估指南。中国药品监督管理局也先后于 2019 年和 2021

年分别发布了《深度学习辅助决策医疗器械软件审评要点》和《人工智能医用软件产品分类界定指导原则》，指导医疗 AI 设备的研究与有效性评价，但上述医疗 AI 设备的评价指南或框架的应用均较为有限。目前全球对于基于临床试验得到的医疗 AI 应用设备的研究证据是否可靠尚不明确。

本部分将重点介绍全球和我国人工智能医疗设备与系统开展临床试验的数量、研究机构、研究类型、目标人群（疾病谱）、样本量、研究状态等概况及其变化趋势。

一、数据与指标

（一）数据来源

本部分数据来源于大型综合研究数据库 Dimensions。Dimensions 数据库涵盖了 1.5 亿余篇文献数据和超过 92 万条临床试验数据，以及包括专利、基金、政策文件等在内的多种类型的研究数据。其中，临床试验数据的来源为全球 15 个国家和地区的临床试验登记平台数据，包括国际标准随机对照临床试验登记平台（International Standard Randomized Controlled Trial Number Registry，ISRCTN）、美国临床试验登记平台 ClinicalTrials.gov、欧洲临床试验登记平台（EU Clinical Trials Registry，EU-CTR）和中国临床试验登记平台（Chinese Clinical Trial Registry，CHICTR）等（图 4-1）。

基于该数据库提取 AI 临床试验数据的流程如图 4-2 所示。首先，同时采用关键词检索和 FOR 分类检索的方式筛选出 AI 临床试验，具体如下。①基于临床试验的标题和摘要检索以下关键词：“machine learning” “artificial intelligence” “machine intelligence” “machine vision” “supervised learning” “unsupervised learning” “deep learning” “reinforcement learning” “transfer learning” “Bayesian learning” “ensemble learning” “federated learning” “generative adversarial network” “random forest” “support vector machine” “explainable AI” “computer vision” “speech recognition” “face recognition” “natural language processing” “autonomous vehicle” “driverless car” “self-driving car” “DeepVariant” “Clairvoyante” “WhatsHap” “statistical learning theory” “sentiment analysis” “emotion AI” “opinion mining” “neurocomputing” “neural computing” “neurocomputation” “neural computation” “neural fuzzy network” 和 “neural network”。其中，基于关键词 “neural network” 检索出的临床试验可能为神经学领域而非 AI 领域，因此由医学领域的专业人士对该类临床试验进行人工复筛，排除非 AI 临床试验。②基于 FOR 分类的 AI 临床试验检索采用“4602 artificial intelligence” 和“4611 machine learning”。在 Dimensions 数据库中检索了 2014 年 1 月 1 日至 2023 年 12 月 31 日的 7116 项临床试验数据，通过去重及人工筛选，研究最终纳入 5730 项临床试验进行分析。

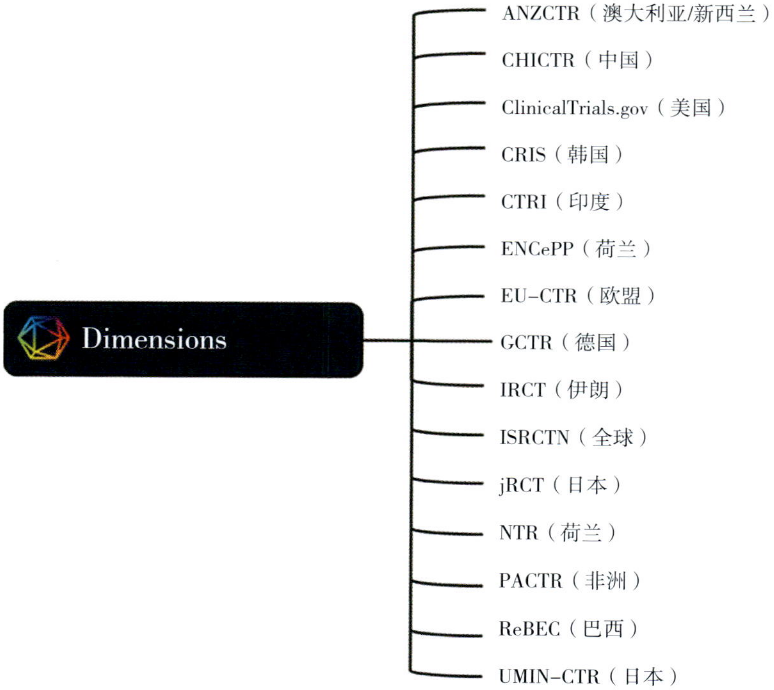

图 4-1　Dimensions 涵盖的临床试验登记平台及相应国家地区汇总

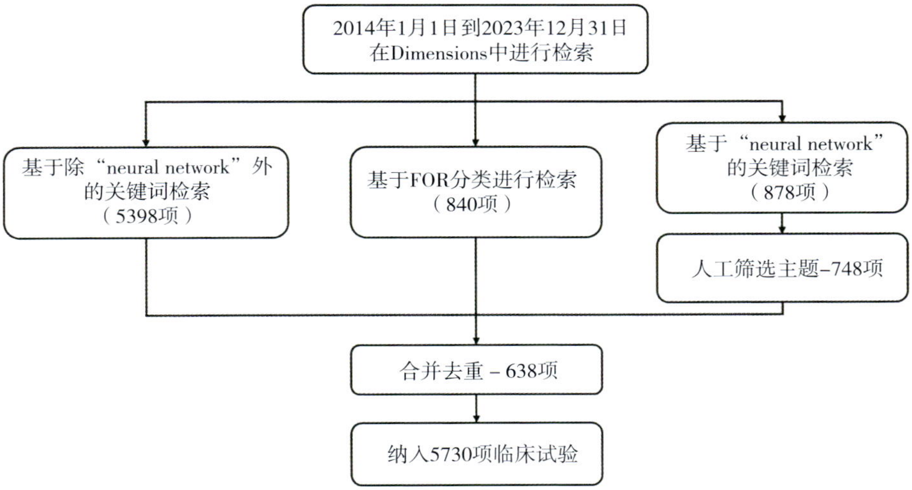

图 4-2　数据提取流程

（二）分析指标

从最终筛选的 AI 临床试验登记数据中提取信息，主要包括：①基本信息，如研究登记平台、题目、研究机构、申报日期、所在国家等；②临床试验设计信息，如目的、研究类型、干预措施、研究人群、试验分期、样本量等；③临床试验的完成状态、结果信息等；④临床试验的科学影响力信息等。

数据处理与统计分析使用 Python 3.9。统计学方法包括描述性统计，使用数值（百分比）描述计数型数据。结果描述包括临床试验的数量、研究机构、研究类型分布、研究人群、样本量、完成状态的分布特征、时间变化趋势与国家分布比较。同时，研究探讨了 AI 临床试验的数量与不同国家医疗服务可及性的相关性。医疗服务可及性采用的评价指标为医疗可及性和质量（healthcare access and quality，HAQ）指数。研究进一步对已有试验结果的临床试验得到的证据进行统计，并对其证据质量进行评价，具体包括临床试验中入组人群的样本代表性及相同临床试验在不同来源间报告结果的一致性。

二、人工智能临床试验现状分析

（一）临床试验数量

2014—2023 年，Dimensions 数据库共纳入来自全球 15 个临床试验登记平台的 5730 项 AI 相关临床试验。全球 AI 相关临床试验主要由中国和美国发起，10 年间全球发起 AI 临床试验总数最多的 5 个国家分别为中国、美国、英国、德国和法国。其中，中国 AI 临床试验的新增数量在 2017 年超越美国，成为全球开展 AI 临床试验新增数量最多的国家。2021—2022 年，在中国开展 AI 临床试验的数量均超过 700 例，在 2023 年有所回落，但仍保持在 600 项以上。2014—2023 年全球主要国家 AI 临床试验登记数量变化趋势见图 4-3。

从整体注册总量趋势看，全球 AI 临床试验的新增数量在 2017 年和 2020 年分别经历了两轮快速递增趋势，主要来源登记平台（图 4-4）为中国的 CHICTR 平台和美国的 ClinicalTrials.gov 平台，2020 年后增长有放缓趋势。

全球 AI 临床试验主要集中在高收入国家（65.26%），中高收入国家开展临床试验占比 30.12%，其中主要贡献国家为中国。中低及低收入国家的 AI 临床试验数量占比合计不超过 5.0%（图 4-5）。不同国家 2014—2023 年 AI 临床试验数量与 HAQ 指数的分布存在一定的弱相关性（图 4-6）。医疗服务可及性越高的国家，其 AI 临床试验的数量越多，但中国作为发展中国家，其相关临床研究的数量和 HAQ 指数都处于较高水平。

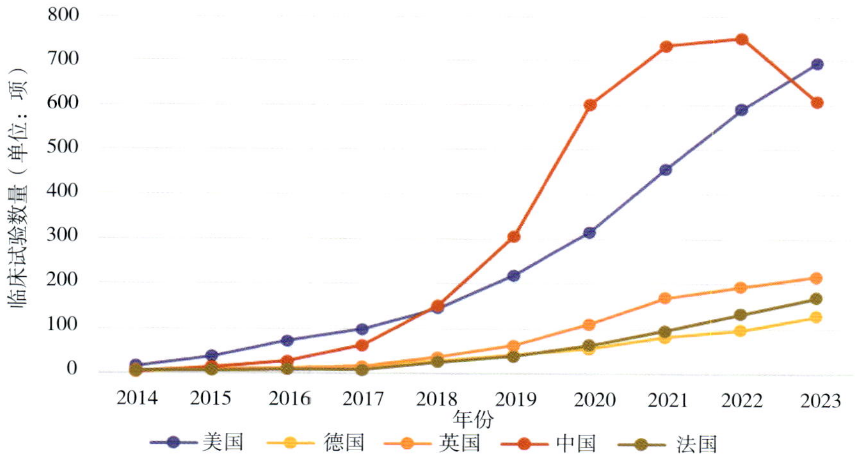

图 4-3　2014—2023 年全球主要国家 AI 临床试验登记数量变化趋势

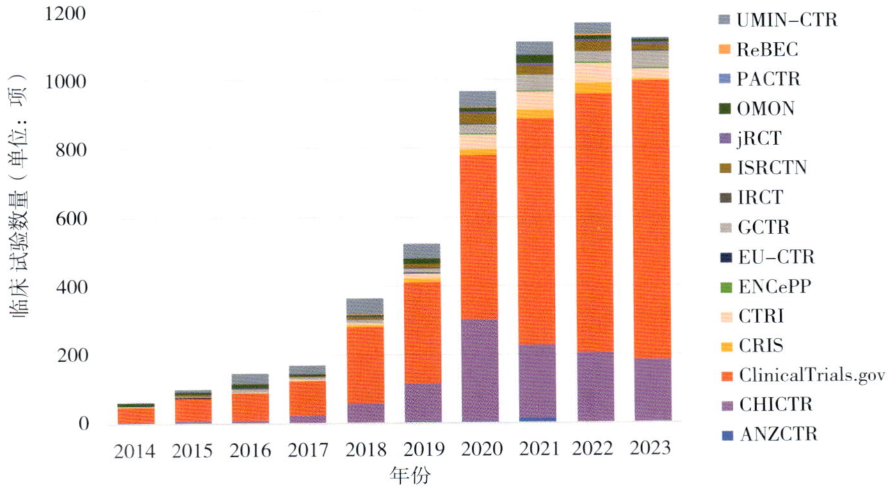

图 4-4　2014—2023 年全球 AI 临床试验的登记平台分布

UMIN-CTR：医院医疗信息网络临床试验注册中心；ReBEC：巴西临床试验注册中心；PACTR：泛非洲临床试验注册中心；OMON：荷兰医学研究概览平台；jRCT：日本临床试验注册中心；ISRCTN：国际标准随机对照试验临床试验注册平台；IRCT：伊朗临床试验注册中心；GCTR：德国临床试验注册中心；EU-CTR：欧洲临床试验注册中心；ENCePP：欧洲药物流行病学和药物警戒中心网络；CTRI：印度临床试验注册中心；CRIS：韩国临床研究信息服务；ClinicalTrials.gov：临床试验登记平台；CHICTR：中国临床试验注册中心；ANZCTR：澳大利亚 / 新西兰临床试验注册中心

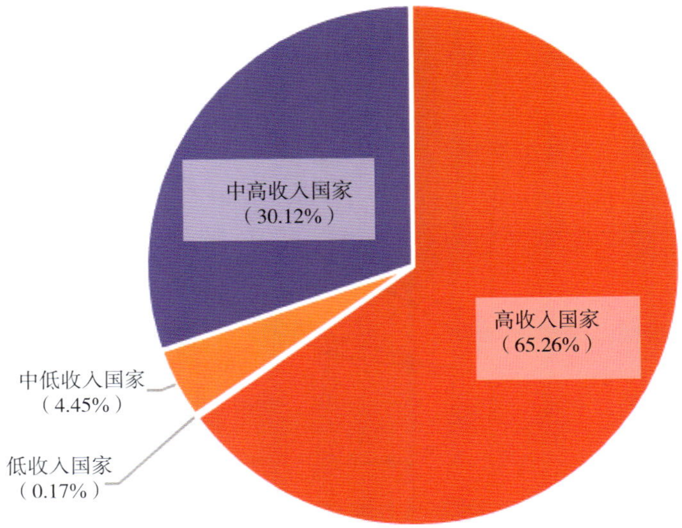

图 4-5　2014—2023 年不同收入水平国家 AI 临床试验数量分布

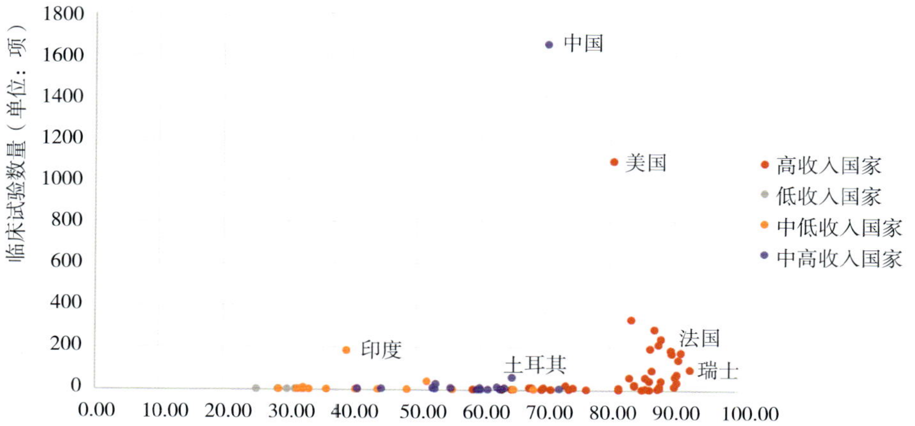

图 4-6 不同国家 2014—2023 年 AI 临床试验数量与 HAQ 指数（2019）的相关分布图

具体从我国的情况看，北京在 AI 临床试验领域遥遥领先，共开展了 208 项临床试验，上海以 145 项紧随其后，广州（113 项）和香港（69 项）也表现突出。其他城市如成都（45 项）、济南（44 项）和杭州（37 项）在这一领域的研究活动也相对活跃。整体来看，虽然 2023 年我国注册并资助开展的 AI 临床试验数量有所回落，但整体仍展现出来很强的发展潜力（图 4-7，表 4-2）。

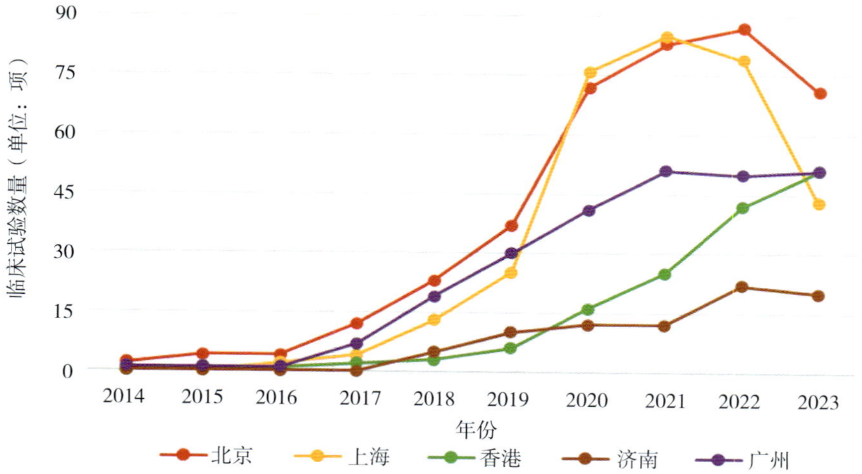

图 4-7 2014—2023 年我国主要城市 AI 临床试验登记数量变化趋势

表 4-2　我国资助开展人工智能类临床试验主要城市分布情况

城市	临床试验数量	占比
北京	208	32.25%
上海	145	22.48%
广州	113	17.52%
香港	69	10.70%
成都	45	6.98%
济南	44	6.82%
杭州	37	5.74%
武汉	30	4.65%
南京	22	3.41%
重庆	22	3.41%
郑州	15	2.33%
天津	15	2.33%
西安	14	2.17%
深圳	13	2.02%
福州	10	1.55%
长沙	10	1.55%

（二）研究机构及类型分布

2014—2023 年全球及我国发起 AI 临床试验的研究机构数量的时间变化趋势见图 4-8。从时间分布上看，全球及中国资助或承担过 AI 临床试验的研究机构数量均在 2017 年后呈快速递增趋势，至 2020 年开始保持机构数量的基本稳定。截至 2023 年，全球从事过 AI 临床试验的研究机构为 3317 所，其中中国的研究机构为 463 所。

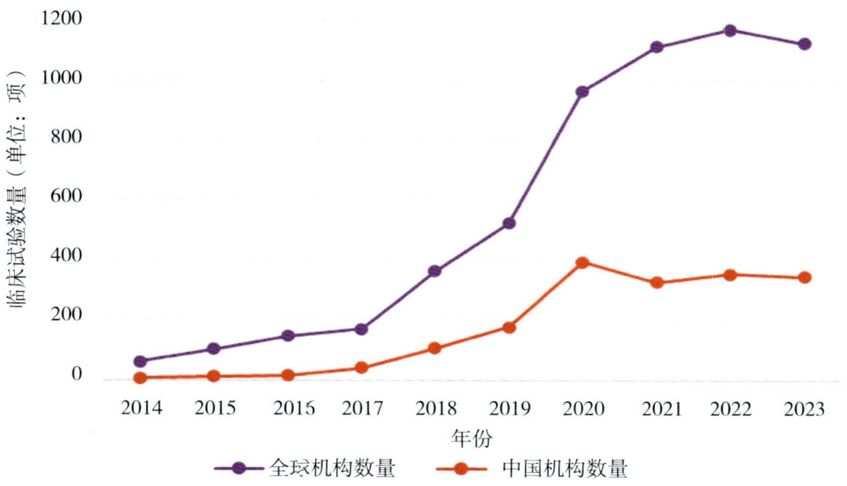

图 4-8　2014—2023 年全球及中国开展 AI 临床试验机构数量变化趋势

从 2014 年至 2023 年 5656 项标有明确研究类型标注的临床试验来看，观察性研究和干预性研究数量占主导地位，其中观察性研究在 2022 年就达到 625 项注册的峰值，干预性研究在同年达到最高值 430 项。相比之下，随机对照试验、基础科学、病因 / 相关因素研究、诊断试验、流行病学研究和卫生服务研究等类型数量相对较少，部分年份仅有个位数的研究（图 4-9）。

在我国，不同城市在人工智能类临床试验的资助方分布上同样存在显著差异。例如，北京受到国家自然科学基金（NNSF）资助的相关研究达到 90 项，数量超过其他城市受国家自然科学基金资助的总和，且作为北京协和医院（PUMC）等重要机构的所在地，在 AI 临床试验的数量遥遥领先。上海以上海交通大学（SJTU）和复旦大学为主力，分别开展了 58 项和 31 项临床试验。广州主要依赖于中山大学（SYSU）的科研优势，获得了 76 项资助，在地方高校中表现突出。同理，香港 AI 的临床试验主要集中在香港中文大学（CUHK）和香港大学（HKU），分别开展了 36 项和 26 项研究（图 4-10）。

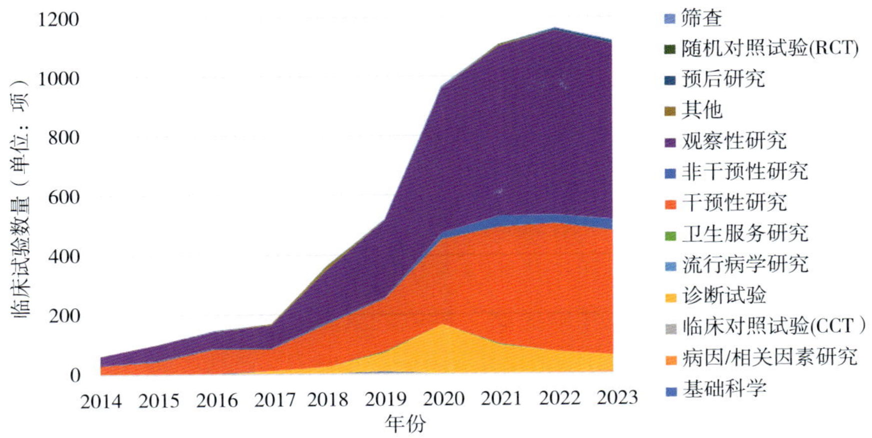

图 4-9　2014—2023 年全球开展 AI 临床试验研究类型随时间分布

	国家自然科学基金委员会	中山大学	上海交通大学	香港中文大学	山东大学	浙江大学	复旦大学	北京协和医院	香港大学	首都医科大学
北京	90	11	4	1	3	2	2	28	2	17
上海	7	4	58	2	1	3	31	7	2	0
广州	16	76	5	2	1	1	3	6	0	0
香港	0	2	1	36	0	1	0	2	26	0
成都	11	1	0	0	0	1	1	0	0	0
济南	5	1	2	0	36	0	0	0	0	0
杭州	1	1	2	0	0	31	1	0	1	0
武汉	7	2	4	0	1	0	1	1	0	0
南京	5	1	1	0	0	2	1	0	0	0
重庆	1	0	1	0	0	1	1	1	0	0
郑州	2	8	1	0	0	0	1	4	0	0
天津	6	0	0	0	1	1	1	1	0	0
西安	1	2	2	0	0	1	2	1	0	1
深圳	1	5	0	1	0	0	0	0	0	0

图 4-10　2014—2023 年我国 AI 临床试验主要开展城市及资助方分布热力图（单位：项）

（三）目标人群（疾病谱）

不同国家在 AI 临床试验领域中涉及的主要疾病领域的分布情况见图 4-11。根据图 4-11 中的数据，“癌症”领域在所有国家中均占据领先地位，总计 951 项，占所有 AI 临床试验的 28.05%。其中，中国和美国的相关试验数量显著较高，分别为 383 项和 185 项。“心血管疾病”的占比同样突出，达到 485 项。相较之下，“神经系统疾病”和“代谢与内分泌疾病”的研究数量在大多数国家较为有限。此外，美国在“精神健康”领域的试验数量（150 项）远高于其他国家，而中国在“眼疾病”的研究较为突出（69 项）。总体来看，虽然不同国家在 AI 临床试验的疾病领域分布上存在显著差异，反映了各国在 AI 技术推动临床研究中的不同策略和优先领域，但“癌症”和“心血管疾病”仍然是最为关注的领域。

	中国	美国	英国	德国	法国	日本	韩国	意大利	印度	荷兰
癌症	383	185	73	47	41	35	42	63	47	35
心血管疾病	118	146	57	25	35	14	28	23	12	27
精神健康	65	150	27	32	11	14	8	9	5	22
神经系统疾病	60	92	34	22	17	15	14	19	7	14
代谢和内分泌疾病	37	57	19	6	3	8	8	6	12	2
眼疾病	69	29	15	7	6	6	4	3	24	0
口腔和胃肠道疾病	60	42	14	6	8	6	6	6	7	2
一般健康相关	21	49	33	15	11	1	6	1	5	13
卒中	26	35	18	6	2	1	10	1	2	3
呼吸系统疾病	38	23	17	4	9	6	3	6	6	6
感染性疾病	24	33	12	5	4	1	0	11	5	8
肌肉骨骼疾病	33	7	7	2	6	5	9	3	2	5
耳部疾病	6	33	3	14	15	0	3	0	2	14
生殖健康与分娩	22	15	7	1	1	0	0	1	5	2
炎症和免疫系统疾病	14	14	7	3	5	1	0	1	2	1
肾脏和泌尿生殖系统疾病	19	10	5	1	3	1	4	4	2	0
伤害和意外	5	4	1	1	3	0	0	0	2	0
皮肤疾病	2	3	0	1	1	0	0	0	0	0
血液疾病	3	5	2	0	0	0	0	0	0	2
先天性疾病	1	1	2	0	0	0	0	0	0	0

图 4-11　2014—2023 年全球 AI 临床试验主要开展国家及疾病领域分布热力图（单位：项）

我国人工智能类技术在不同疾病领域中的应用情况，结合开展城市的分布结果见图 4-12。从图 4-12 中可以看出，“癌症”依然是所有城市中 AI 临床试验的主要疾病领域，尤其在北京（50 项）和上海（33 项）尤为突出。在“心血管疾病”方面，北京（14 项）和上海（10 项）依然是主导城市，但整体研究数量相对癌症较低。在“眼疾病”领域，广州（27 项）的研究数量明显高于其他城市。“精神健康”“口腔和胃肠道疾病”相关领域的 AI 相关临床试验在多个城市中均有涉及。与此同时，我国也涉足了“神经系统疾病”“呼吸系统疾病”“代谢和内分泌疾病”“卒中”等领域的 AI 研究。

	北京	上海	广州	香港	成都	济南	杭州	武汉	南京	重庆	郑州
癌症	50	33	25	11	7	13	10	10	7	5	11
眼疾病	11	5	27	6	0	1	2	0	0	0	0
心血管疾病	14	10	3	5	1	2	4	1	1	2	1
精神健康	11	8	3	7	6	2	1	1	4	2	0
口腔和胃肠道疾病	13	6	4	8	1	2	2	0	3	0	0
神经系统疾病	10	5	2	3	2	2	1	1	0	1	1
呼吸系统疾病	6	4	2	1	2	1	1	2	1	0	0
代谢和内分泌疾病	4	6	5	2	0	1	0	0	0	1	0
卒中	4	1	2	4	1	0	1	0	0	0	0
一般健康相关	4	4	2	2	0	1	0	0	0	0	0

图 4-12　2014—2023 年我国 AI 临床试验主要开展城市及疾病领域分布热力图（单位：项）

（四）样本量分布

表 4-3 展示了 2014—2023 年全球 AI 临床试验入组样本量的统计数据。整体来看，AI 临床试验的入组样本量呈显著增长趋势。2014—2016 年所有 AI 相关临床试验样本总量及单项平均样本量均处于低位。自 2017 年起，试验纳入样本规模显著扩大，2020 年总样本量达到 1.88 亿。此外，单项试验样本的平均值也逐年增加，2019 年为 52 432，2023 年达到 107 575。2017 年最大样本量为 200 万，2023 年则达到 8800 万，显示出大型 AI 试验的增加。但与此同时，不同研究间的样本量呈现巨大差异，在所有年份中最小样本量均为个位数。

表 4-3　2014—2023 年全球 AI 临床试验入组样本量统计（单位：项）

年份	试验样本总量	单项试验样本平均值	单项试验样本最大值	单项试验样本最小值
2014	716 299	13 515	300 000	2
2015	584 961	7312	363 936	4
2016	1 157 598	11 693	510 000	6
2017	2 736 130	24 430	2 000 000	1
2018	8 115 120	33 259	5 132 200	1
2019	17 459 784	52 432	13 977 257	1
2020	18 759 181	34 295	8 000 000	5
2021	7 249 324	9526	2 000 000	3
2022	8 332 551	10 149	4 500 000	1
2023	95 634 275	107 575	88 000 000	1

（五）完成状态分布

2014—2023 年全球 AI 临床试验的完成状态分布（图 4-13）显示，正在进行中的试验数量逐年增加，从 2014 年的 18 项增长至 2023 年的 868 项。已完成的试验在 2020 年达到峰值（218 项），但随后有所下降，到 2023 年为 147 项。延期和终止的试验相对较少，同时每年都有一定比例的临床试验没有更新状态，处于未知阶段。

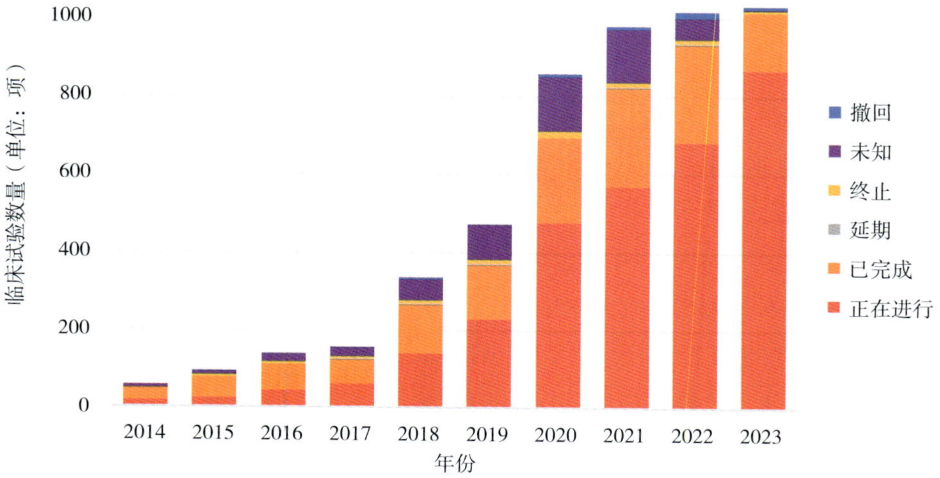

图 4-13　2014—2023 年全球 AI 临床试验完成状态分布

对比我国同时期的情况（图 4-14），正在进行中的试验数量同样稳步增加，2023 年已达到 112 项。已完成的试验数量呈波动趋势，2018 年达到 13 项，到 2023 年为 11 项。同样，延期和终止试验的数量较少。未知状态的试验数量在 2020 年和 2021 年数量较多，均达到 19 项。

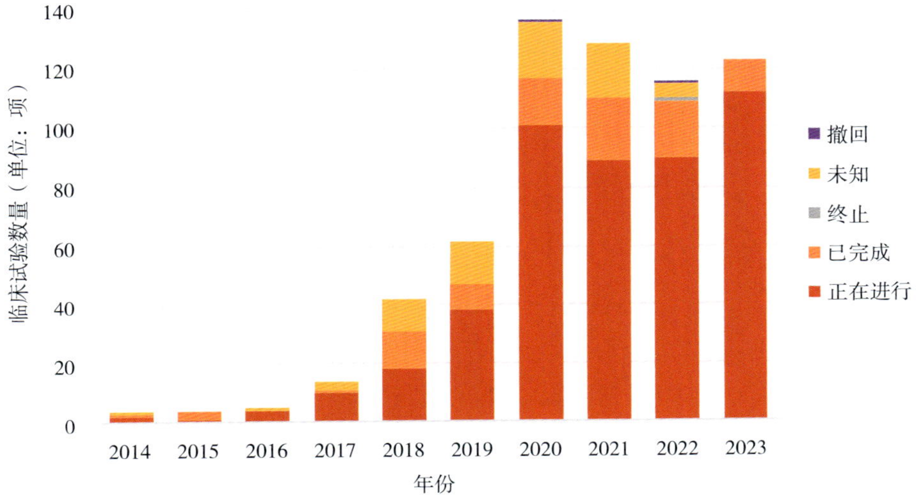

图 4-14　2014—2023 年中国 AI 临床试验完成状态分布

三、人工智能临床试验面临问题及挑战

（一）临床试验入组人群代表性

在人工智能临床试验中，入组人群的代表性对研究结果的普适性和公平性至关重要。本研究在已完成的临床试验中进一步筛选了完整汇报了入组人群性别、年龄、种族和民族等关键维度的试验，统计在人工智能类临床试验入组人群上是否存在偏差（表 4-4）。在有相关信息披露的临床试验中，男性占比 44.56%，入组的平均年龄为 45.22 岁，其中 18 岁以下人群仅占 0.40%，65 岁以上人群占 18.27%，青少年和老年人的代表性明显不足，但不排除受当前人工智能涉及疾病类型的影响。全球 AI 临床试验入组样本特征统计发现，在种族分布中，白种人占比 69.57%，而其他族裔（如亚洲人 8.37%、黑种人 11.13%、夏威夷原住民 0.24%）及未知种族（5.73%）比例较低。在民族分布中，非西班牙裔或非

拉丁裔人群占 74.15%，西班牙裔或拉丁裔仅占 12.41%，未知民族占 13.44%。这种不平衡的分布可能导致试验结果对少数族裔和特定年龄群体的适用性受限，影响人工智能技术的公平性和普适性。因此，未来研究需优化入组人群的多样性以增强研究结果的可靠性和公平性。

表 4-4　全球 AI 临床试验入组样本特征统计

类别	占比（%）
性别	
男性	44.56%
年龄	
平均年龄	45.22 岁
≤ 18 岁	0.40%
18 ～ 65 岁	81.34%
≥ 65 岁	18.26%
种族	
亚洲人	8.37%
夏威夷原住民或其他太平洋岛民	0.24%
黑种人或非裔美国人	11.13%
白种人	69.57%
多种族	4.41%
美洲印第安人及阿拉斯加原住民	0.55%
未知	5.73%
民族	
西班牙裔或拉丁裔	12.41%
非西班牙裔或非拉丁裔	74.15%
未知	13.44%

（二）多重证据来源结果可比性

本部分探索了 AI 临床试验结果在不同发表渠道间的差异性问题，对所有在临床试验注册平台中已完成并报告结果的研究，并从 Dimensions 中的出版物检索中进行逐一对应。通过对临床试验注册库的检索发现，当前仅有 101 项试验在注册平台中发表了结果。使用 AI 相关关键词在 Dimensions 中进行发表文献的检索，共识别出 28 248 篇与人工智能在临床环境应用相关的出版物，其中 1863 篇包含临床试验注册编号的出版物。经对应，发现有 26 项试验的结果在注册库和出版物中均有呈现（图 4-15）。

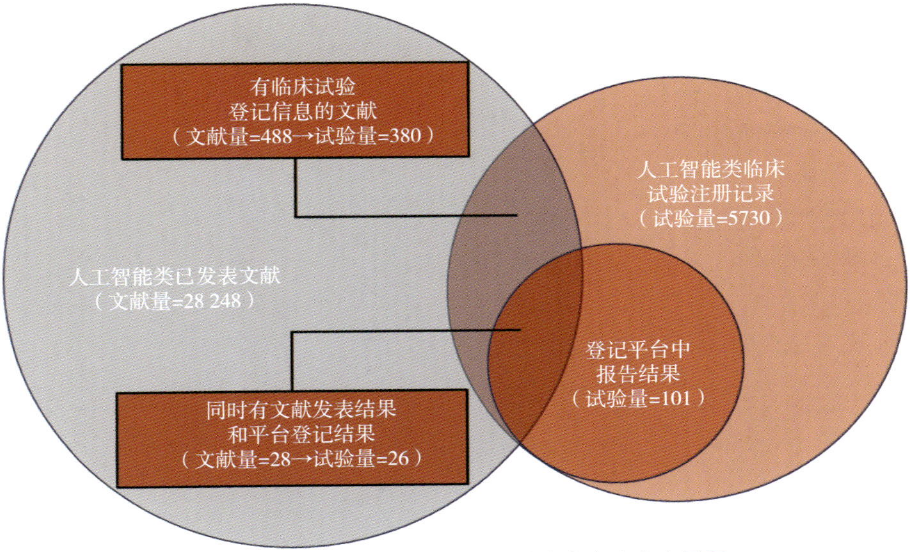

图 4-15　全球 AI 临床试验注册对应发表文章韦恩图

总体来看，结果的差异和遗漏现象较为普遍，且两个来源之间未观察到完全一致性。试验注册库中的结果数量多于文章中的结果，在 53.6% 的案例中出现了出版物的选择性报告，这种选择性报告在不良事件和次要结局指标中尤为明显（表 4-5）。

表 4-5　全球 AI 临床试验发表文献对应临床试验注册结果不一致统计

不一致类别（临床试验 – 发表文献组，*n*=28）	不一致 No.（%）	缺失 No.（%）
总体	28（100.0%）	0（0.0%）
入组信息	9（32.1%）	0（0.0%）
主要结局指标数量	6（21.4%）	0（0.0%）
文献选择性报告	2（7.1%）	/
文献补充性报告	4（14.3%）	/
主要结局指标描述	4（14.3%）	0（0.0%）
主要结局指标效应值	6（21.4%）	9（32.1%）

续表

不一致类别（临床试验 - 发表文献组，n=28）	不一致 No.（%）	缺失 No.（%）
主要结局指标结果方向	2（7.1%）	9（32.1%）
次要结局指标数量	19（67.9%）	0（0.0%）
文献选择性报告	15（53.6%）	/
文献补充性报告	4（14.3%）	/
次要结局指标结果方向比例	0（0.0%）	26（92.9%）
不良反应数量	16（57.1%）	0（0.0%）
文献选择性报告	15（53.6%）	/
文献补充性报告	1（3.6%）	/
不良反应总发生率	5（17.9%）	21（75.0%）

第 5 章
人工智能医疗器械研究

一、数据与指标

（一）数据来源

人工智能医疗器械由各个国家审核获批才能上市部署。美国拥有全球最大的医疗器械市场，全球市场价值占比 40%，其针对人工智能医疗器械的监管审批经验对我国具有借鉴意义，因此本报告主要分析美国食品药品管理局（Food and Drug Administration，FDA）和中国国家药品监督管理局（National Medical Products Administration，NMPA）审核批准的人工智能医疗器械。数据来源为 FDA 和 NMPA 医疗器械数据库。FDA 将人工智能医疗器械筛选整合成独立数据库［Artificial Intelligence and Machine Learning（AI/ML）-Enabled Medical Devices］，从该数据库中获取 2023 年 12 月 31 日前批准的人工智能医疗器械，共获得 847 项美国审批的人工智能医疗器械。制定检索词从 NMPA 中检索中国审批的人工智能医疗器械，检索词如下："人工智能""机器学习""深度学习""AI""辅助分诊""辅助评估""辅助检测""辅助诊断""辅助治疗""辅助诊疗""辅助决策""辅助筛查""自动识别""自动勾画""靶区勾画"。检出记录根据《人工智能医疗器械注册审查指导原则》对人工智能医疗器械的定义进一步筛选，经筛选纳排后获得 2023 年 12 月 31 日前审批的中国人工智能医疗器械 105 项。

（二）分析指标

1. 人工智能医疗器械监管审批原则　通过分析中国和美国针对人工智能医疗器械审批监管发布的政策与指导原则，探究人工智能医疗器械监管制度的完善程度。

2. 人工智能医疗器械获批数量　人工智能医疗器械获批数量及趋势能揭示某一时间段内人工智能医疗器械的发展情况。

3. 人工智能医疗器械监管类型　对人工智能医疗器械监管类型的分析能够了解人工智能医疗器械在健康医疗服务实施中的风险等级。

4. 人工智能医疗器械应用领域　对人工智能医疗器械可应用的科室或对应的疾病与身体部位进行统计分析，探究人工智能医疗器械的应用领域。

二、分析结果

（一）人工智能医疗器械监管政策或指导原则

人工智能医疗器械高速发展，相关产品即将进入大规模产品化和市场化阶段，为保证人工智能医疗器械的安全性和有效性，国家药品监督管理局医疗器械技术审评中心于 2019 年发布首个相关产品的技术审评要点——《深度学习辅助决策医疗器械软件审评要点》，全方位解读深度学习辅助决策医疗器械研发生产关注的问题，推动和促进我国人工智能医疗器械领域的健康发展。随后医疗器械技术审评中心针对不同类型人工智能医疗器械陆续制定发布了相应的审查注册指导原则，为人工智能医疗器械的规范化提供指导，相关政策文件见表 5-1。2024 年我国国家药品监督管理局医疗器械技术评审中心未发布新的人工智能医疗器械相关政策或指导原则，但经过公开征求意见和组织专家论证，确定了《采用脑机接口技术的医疗器械用于人工智能算法的脑电数据集质量要求与评价方法》推荐性医疗器械行业标准制订计划，以期为脑机接口等新兴技术的研发提供指导。

美国食品药品管理局于 1995 年批准了第一款人工智能医疗器械，但在 2019 年 FDA 才发布“Proposed Regulatory Framework for Modifications to Artificial Intelligence/Machine Learning （AI/ML）-Based Software as a Medical Device（SaMD）”，规定 FDA 对人工智能或机器学习驱动的医疗器械的变更进行审查的方法。随后 FDA 针对如何监管人工智能或机器学习医疗器械制订了行动计划，规范了人工智能医疗器械上市前的审查途径及可能的风险等级。2021 年

表 5-1　中国国家药品监督管理局发布的人工智能医疗器械或软件相关政策文件

序号	政策或指导原则	发布时间
1	《深度学习辅助决策医疗器械软件审评要点》（2019 年第 7 号）	2019.07
2	《肺炎 CT 影像辅助分诊与评估软件审评要点（试行）》（2020 年第 8 号）	2020.03
3	《人工智能医用软件产品分类界定指导原则》（2021 年第 47 号）	2021.07
4	《人工智能医疗器械注册审查指导原则》（2022 年第 8 号）	2022.03
5	《肺结节 CT 图像辅助检测软件注册审查指导原则》（2022 年第 21 号）	2022.05
6	《糖尿病视网膜病变眼底图像辅助诊断软件注册审查指导原则》（2022 年第 23 号）	2022.06
7	《影像超声人工智能软件（流程优化类功能）技术审评要点》（2023 年第 23 号）	2023.07
8	《病理图像人工智能分析软件性能评价审评要点》（2023 年第 23 号）	2023.07
9	《病理图像人工智能分析软件临床评价审评要点》（2023 年第 23 号）	2023.07
10	《血液病流式细胞学人工智能分析软件性能评价审评要点》（2023 年第 23 号）	2023.07
11	《磁共振成像系统人工智能软件功能审评要点（2023 年第 36 号）》	2023.09
12	《人工智能辅助检测医疗器械（软件）临床评价注册审查指导原则》（2023 年第 38 号）	2023.11

10 月美国食品药品管理局、加拿大卫生部与英国药品和保健品监管局共同发布了“Good Machine Learning Practice for Medical Device Development: Guiding Principles”。2023 年 10 月发布“Predetermined Change Control Plans for Machine Learning-Enabled Medical Devices: Guiding Principles”，确定了 10 项指导原则。2024 年 6 月发布“Transparency for Machine Learning-Enabled Medical Devices: Guiding Principles”，规定了关于机器学习医疗设备（MLMD）的适当信息（包括其预期用途、开发过程、性能及逻辑，如果可用的话）被清晰传达给相关受众的程度。2024 年 12 月发布“Final Guidance: Marketing Submission Recommendations for a Predetermined Change Control Plan for Artificial Intelligence-Enabled Device Software Functions”，旨在支持通过对 AI 赋能设备进行修改来实现迭代改进，同时持续确保设备的安全性和有效性。上述指导原则为人工智能与机器学习医疗器械实践的良好发展提供信息。相关指导原则见表 5-2。

表 5-2　美国食品药品管理局发布的人工智能医疗器械相关指导原则

序号	指导原则	发布时间
1	Proposed Regulatory Framework for Modifications to Artificial Intelligence/Machine Learning（AI/ML）-Based Software as a Medical Device（SaMD） 《基于 AI/ML 的 SaMD 进行修改的拟议监管框架》	2019.04
2	Artificial Intelligence and Machine Learning（AI/ML）Software as a Medical Device Action Plan 《人工智能和机器学习（AI/ML）软件作为医疗设备行动计划》	2021.09
3	Good Machine Learning Practice for Medical Device Development: Guiding Principles 《医疗器械开发中的良好机器学习实践：指导原则》	2021.10
4	Predetermined Change Control Plans for Machine Learning-Enabled Medical Devices: Guiding Principles 《机器学习医疗设备预定的变更控制计划：指导原则》	2023.10
5	Transparency for Machine Learning-Enabled Medical Devices: Guiding Principles 《机器学习赋能医疗设备的透明度：指导原则》	2024.06
6	Final Guidance: Marketing Submission Recommendations for a Predetermined Change Control Plan for Artificial Intelligence-Enabled Device Software Functions 《针对人工智能赋能设备软件功能的预定变更控制计划的市场提交建议：最终指南》	2024.12

（二）人工智能医疗器械获批趋势

2020 年 1 月，科亚医疗科技股份有限公司的冠状动脉血流储备分数计算软件获批上市，标志着我国人工智能医疗器械产业开启商用篇章。近 3 年我国人工智能医疗器械经审批取得注册证的趋势变化如图 5-1 所示，获批数量稳定增长，截至 2023 年 12 月底，我国共有 105 个人工智能医疗器械获得注册审批。

1992 年美国 Neruomedical Systems 公司发明了 PAPNET 计算机自动化扫描系统，能模仿人工智能对医学影像进行分析，用于识别分析宫颈细胞涂片并对细胞进行分类，诊断宫颈癌前病变。该系统于 1995 年经过 FDA 注册审批，是第一个经注册批准的人工智能医疗器械。美国 FDA 审核注册的人工智能医疗器械累计数量及变化趋势如图 5-2 所示，1995—2015 年增速较缓，20 年仅从 1 个增长到 33 个。自 2016 年开始，人工智能医疗器械获批数量呈指数型增长，至 2023 年底美国共计批准了 847 个人工智能医疗器械，2023 年一年新增 223 项，为增幅最大的年份，说明当前是人工智能医疗器械快速发展的时期。与之相比，我国人工智能医疗器械发展较晚，2020 年才有第一个注册获批的人工智能医疗器械。

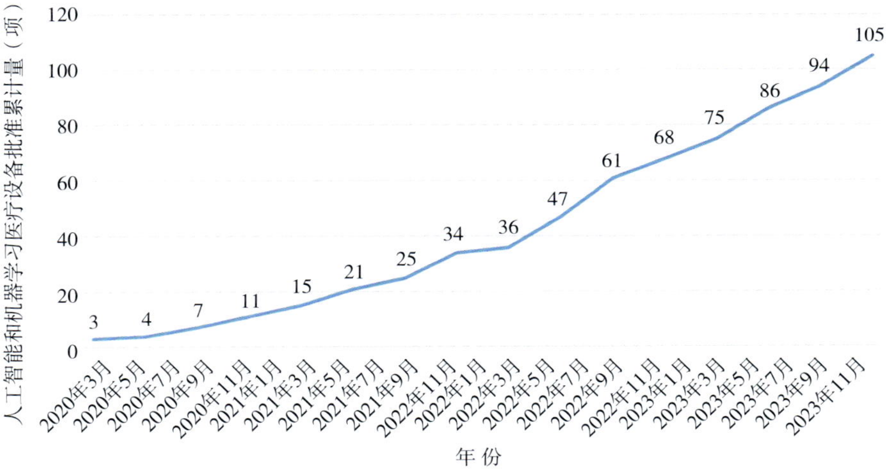

图 5-1　中国人工智能医疗器械获批累计数量随时间变化趋势

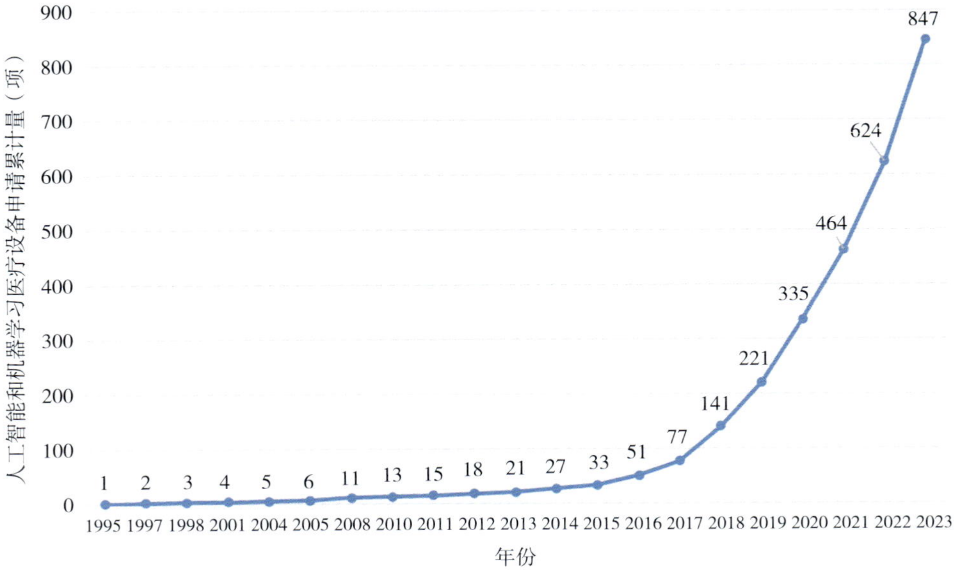

图 5-2　美国人工智能医疗器械获批累计数量随时间变化趋势

（三）人工智能医疗器械监管类型

根据《医疗器械监督管理条令》，医疗器械的注册与备案、生产、经营与使用、召回、监督可分为三类管理。第一类是风险程度较低，实行常规管理可以保证其安全、有效的医疗器械（如外科用手术刀），需向地市级药品监督管理局提交备案资料。第二类是具有中度风险，需要严格控制管理以保证其安全、有效的医疗器械（如心电图机），需向省级药品监督管理局提交注册申请。第三类是具有较高风险，需要采取特别措施严格控制管理以保证其安全、有效的医疗器械（如置入式心脏起搏器），需向国家药品监督管理局提交注册申请。目前我国人工智能医疗器械主要按第二类和第三类进行监管。根据《人工智能医用软件产品分类界定指导原则》，人工智能医疗器械的管理类别应结合产品的预期用途、算法成熟度等因素综合判定。对于算法在医疗应用中成熟度低（指未上市或安全有效性尚未得到充分证实）的人工智能医用软件，若用于辅助决策，如提供病灶特征识别、病变性质判定、用药指导、治疗计划制订等临床诊疗建议，按照第三类医疗器械管理；若用于非辅助决策，如进行数据处理和测量等提供临床参考信息，按照第二类医疗器械管理。

根据 NMPA 给出的监管类别数据，对纳入分析的 105 项人工智能医疗器械的监管类别进行统计，结果如图 5-3 所示，当前我国人工智能医疗器械主要执行第三类监管（83 项，79.0%），说明我国当前用于辅助决策的人工智能医疗器械的成熟度相对较低，缺乏充分的安全有效性验证。

美国 FDA 主要根据审批途径分类对人工智能医疗器械进行监管，目前美国的人工智能医疗器械可通过 3 个途径［分别是 510（k），De Novo 和 PMA］获得 FDA 审核批准，上述途径与设备的总体风险相关。510（k）审批途径是医疗器械在美国上市前向 FDA 提交材料，证明该设备在市场上销售是安全和有效的，将设备与一个或多个合法销售的设备进行比较，提出支持其实质等效的声明，用以证明所销售的设备与合法销售的设备一样安全有效，即与合法销售的设备基本相同，大部分中、低风险设备通过用 510（k）注册审批。De Novo 审批途径主要适用于中、低风险的新型或创新的医疗器械，这些医疗器械可能无法简单地归类为已分类的医疗器械类别，无法完成 510（k）规定的实质性等同的声明，需要开发商提交详细的文件以证明其设备安全可靠，并且具有预期的效果。对于高风险医疗器械或无相同实质分类的中等风险医疗器械，需要经过 PMA 途径注册审批，PMA 是较为严格的审批途径，需要提交证明新的医疗设备的安全有效性，通常要求递交人类参与者进行的临床试验及实验室测试数据。

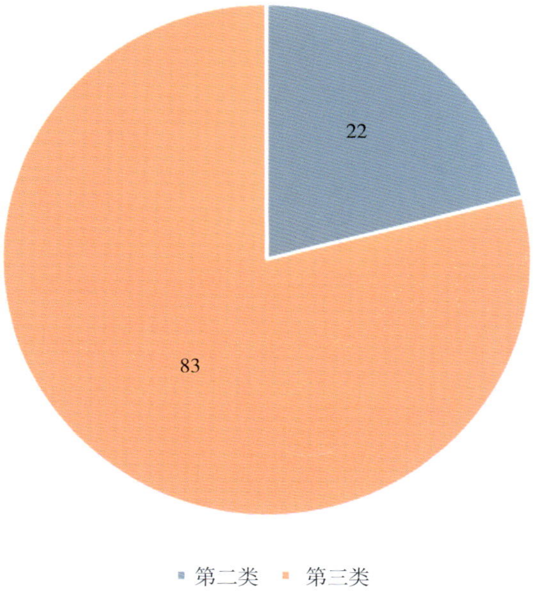

图 5-3　中国人工智能医疗器械监管类型分布（单位：项）

根据 FDA 给出的审批途径数据，对纳入分析的 847 项人工智能医疗器械的监管类别进行统计，结果如图 5-4 所示，美国人工智能医疗器械主要执行 510（k）审批途径（820 项，96.8%），说明人工智能医疗器械在美国大多执行中、低风险等级管理，且在申请批准时市场中已有同类型医疗设备。在人工智能医疗器械的风险等级认定中，中、美两国存在较大差异，我国以高风险认定为主，美国则以中、低风险认定为主。

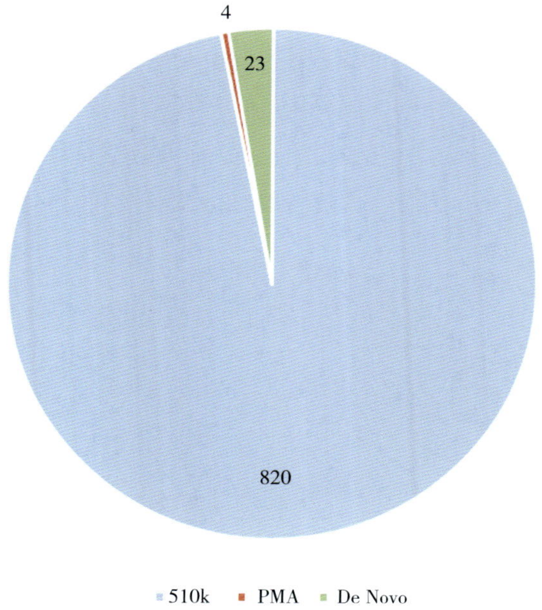

图 5-4　美国人工智能医疗器械审批途径分布（单位：项）

（四）人工智能医疗器械应用领域

根据 NMPA 中提供的医疗器械的预期用途对针对的身体部位进行判读，分析结果如图 5-5 所示。我国已经获批的 105 项人工智能医疗器械覆盖冠状动脉、肺、骨骼、消化道、心脏、眼底、脑血管、乳腺、全身 / 多部位、女性生殖器官、头颈部血管、肝、甲状腺、神经系统等多个身体部位或结构组成。其中针对冠状动脉、肺、骨骼和消化道的人工智能医疗器械数量最多（分别为 21、20、12、12 项），说明上述领域中人工智能技术发展较为成熟，也具有较高的人工智能赋能需求。

根据 FDA 中提供的医疗器械的监管医学专业领域数据，分析结果如图 5-6 所示。美国已经获批的 847 项人工智能医疗器械涉及的医学专业领域覆盖放射科 / 影像科、心血管科、神经科、血液科、麻醉科、消化科 / 泌尿科、临床检验科、眼科、微生物科、临床毒理科、病理科、综合医院、骨科、妇产科、口腔科、免疫科，其中可涉及放射科 / 影像科的人工智能医疗器械最多（652 项，

77.0%），说明美国人工智能医疗器械主要针对医疗影像数据，在利用医学影像数据进行辅助决策领域发展较为成熟。与美国相比，我国人工智能医疗器械可应用的场景相对较少，未来随着人工智能医疗器械的发展，可探究人工智能更多赋能领域。

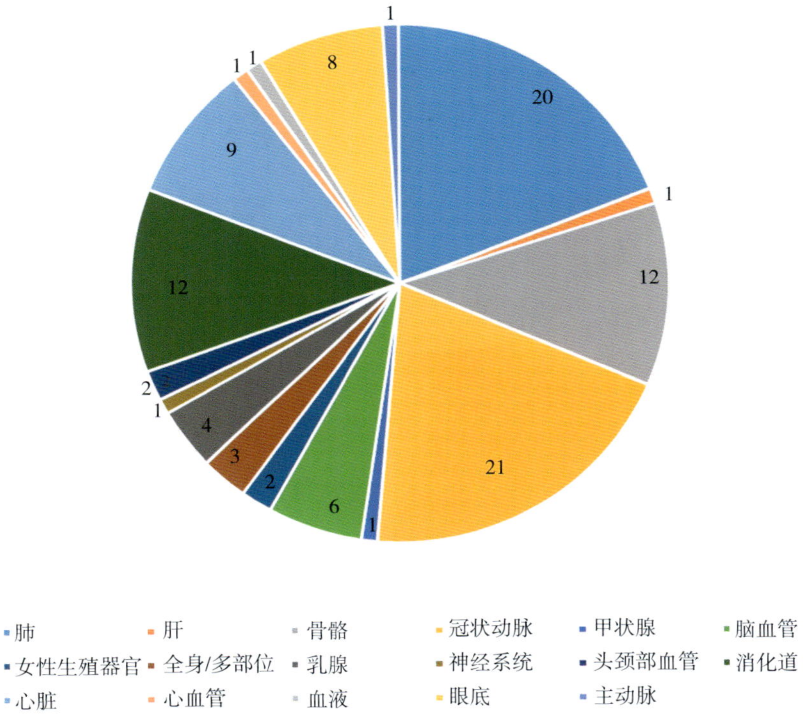

图 5-5　中国人工智能医疗器械覆盖身体部位分布（单位：项）

美国不同类型人工智能医疗器械的示例器械见表 5-3，美国人工智能技术可用于处理更多模态的医学数据，我国与之相比在利用人工智能进行细胞识别、冠状动脉模拟、体液分析、菌落成像和解释等方面探究不足，相应的技术和设备较少。

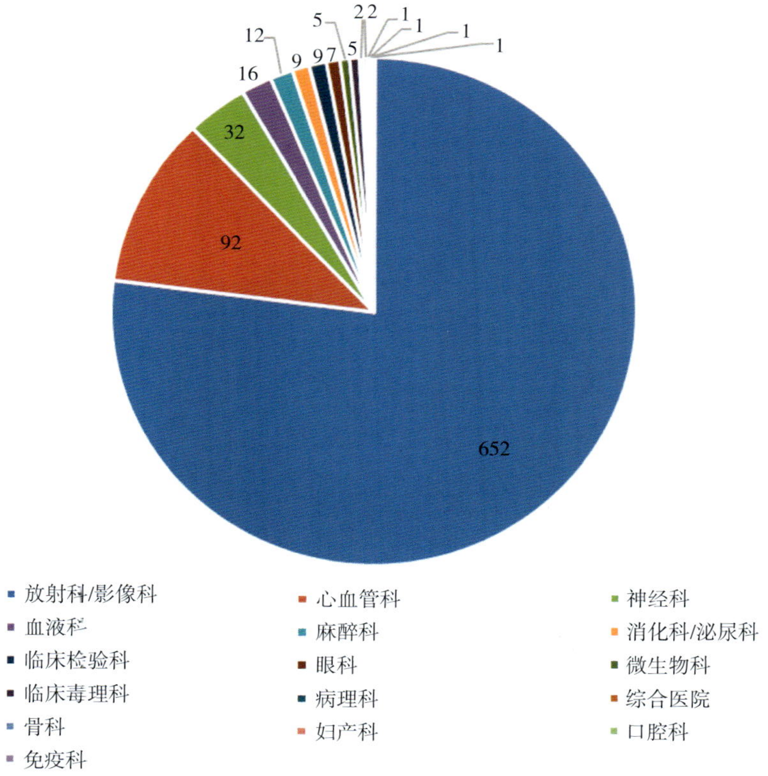

图 5-6 美国人工智能医疗器械相关医疗领域分布（单位：项）

表 5-3 美国不同类型人工智能医疗器械示例

注册号	器械名	医学领域	主要用途
K231929	iQ-solutions	放射科 / 影像科	用于自动注释、可视化和量化脑部 MRI 扫描中可分割脑结构
K233562	LINQ Ⅱ Insertable Cardiac Monitor	心血管科	记录皮下心电图，用于监测心律失常风险或相关症状
K223539	Dreem 3S	神经科	用于测量、记录、显示、传输和分析脑电活动，以评估成人的睡眠情况，并生成睡眠评分和报告
K221309	AI100 with Shonit	血液科	自动定位外周血涂片中的血细胞，并提供细胞图像以供熟练操作员进行白细胞分类、红细胞形态和血小板形态的分析

续表

注册号	器械名	医学领域	主要用途
K232787	ScanNav Anatomy Peripheral Nerve Block	麻醉科	用于辅助医疗专业人员在超声引导下识别和标记特定解剖结构，为 18 岁及以上患者的区域麻醉针头插入做准备
K223473	ME-APDS; MAGENTIQ-COLO	消化科 / 泌尿科	用于辅助内镜医师在结肠镜检查过程中识别病变，通过突出显示与不同类型黏膜异常一致的区域，帮助内镜医师进行评估和决策
K222921	Minuteful-kidney test	临床检查科	用于尿液分析的体外诊断系统，用于半定量测量尿液中的白蛋白和肌酐及其比值（ACR），旨在帮助有肾病风险的人群评估肾的健康
K223357	EyeArt v2.2.0	眼科	自动检测未确诊糖尿病视网膜病变的成人糖尿病患者中超过轻度糖尿病视网膜病变和威胁视力的糖尿病视网膜病变
K192665	Accelerate Pheno System, Accelerate PhenoTest BC Kit	微生物科	用于血液培养样本的多重体外诊断测试，能够同时检测和鉴定多种微生物目标，并对检测到的细菌进行抗菌药物敏感性测试
K173839	Tissue of Origin Test Kit-FFPE	临床毒理科	用于测量患者福尔马林固定石蜡包埋（FFPE）肿瘤中的 RNA 表达模式与数据库中 15 种肿瘤类型 RNA 表达模式的相似度，以辅助诊断未分化或转移性肿瘤
DEN200080	Paige Prostate	病理科	用于辅助病理学家在审查前列腺穿刺活检的全切片图像时检测可疑癌症病灶，并提供最可能含有癌症的坐标位置以供进一步审查
K190013	WellDoc BlueStar	综合医院	用于糖尿病患者进行血糖数据的安全捕获、存储和传输，并提供糖尿病自我管理的信息、药物依从性支持以及基于实时血糖值和趋势的指导信息
K230850	United Orthopedic Knee Patient Specific Instrumentation	骨科	用于辅助定位兼容的全膝关节置换系统，通过术前规划和定制手术导板精确放置置入物，适用于无严重骨骼畸形的患者
K182798	KIDScore D3	妇产科	通过根据胚胎的统计存活率评分，为预测胚胎发育到囊胚阶段的可能性提供决策支持，辅助选择适合在第 3 天移植、冷冻或继续培养的胚胎

续表

注册号	器械名	医学领域	主要用途
K171122	CEREC Ortho Software	口腔科	用于从手持口腔内 3D 摄像头和实验室桌面扫描仪获取的图像数据创建 3D 虚拟模型，用于正畸患者的数据采集和建模分析，并辅助设计正畸矫治器
DEN160026	23andMe Personal Genome Service（PGS）Genetic Health Risk Test for Hereditary Thrombophilia	免疫科	用于通过定性基因分型检测从人类唾液中分离的基因组 DNA 中的临床相关变异，报告和解释遗传健康风险，特别是与遗传性血栓形成倾向和 α-1 抗胰蛋白酶缺乏症相关的变异

第 6 章 慢病防治领域人工智能研究态势与热点分析

随着全球人口老龄化和生活方式的改变，慢性非传染性疾病（以下简称“慢病”）已成为全球公共卫生的主要挑战之一。据世界卫生组织（WHO）发布的《2023 世界卫生统计报告》（World Health Statistics 2023），2019 年全球近 3/4（约 4100 万）的死亡与慢病有关。其中，心血管疾病、癌症、慢性呼吸系统疾病和糖尿病这 4 种主要慢病导致约 3330 万人死亡，具体包括心血管疾病 1790 万、癌症 930 万、慢性呼吸系统疾病 410 万及糖尿病 200 万，77% 发生在低收入和中等收入国家。慢病的长期性和复杂性不仅对患者的生活质量造成严重影响，还给医疗卫生系统带来巨大的经济负担。因此，慢病的预防和管理成为全球健康领域的重点研究方向。

近年来，人工智能技术在慢病防控中的应用展现了巨大的价值和潜力，为解决全球慢病负担提供了创新性解决方案，包括提升疾病预测与早期诊断的精准性，需要根据患者的具体情况制订个性化方案，提高健康管理的效率和可及性，加速药物研发与临床试验，优化医疗资源配置与决策支持，促进健康教育与行为干预，分析大规模的流行病学数据和社会经济数据支持公共卫生政策制定与评估等多方面。尽管人工智能技术在慢病防治中的应用前景广阔，相关研究仍处于快速发展阶段，研究主题和方向呈现出多样化和碎片化的特点。为了系统梳理该领域的研究态势和热点趋势，本部分对慢病防治领域人工智能相关科学出版物、专利技术及临床试验的文本数据进行文本挖掘，从大量文本数据中提取出潜在的研究主题，揭示慢病领域人工智能研究内容和应用场景。

一、数据与指标

（一）数据来源

本部分研究数据来源于 Dimensions 平台，利用“Research, Condition, and Disease Categorization”分类进行检索，选取慢病相关类目作为目标领域，包括癌症、心脑血管疾病、代谢性疾病和慢性呼吸系统疾病相关的“Cancer”“Hodgkin's Disease”“Neuroblastoma”“Atherosclerosis”“Cardiovascular”“Cerebrovascular”“Heart Disease”“Heart Disease-Coronary Heart Disease”“Hypertension”“Vascular Cognitive Impairment/Dementia”“Diabetes”“Asthma”“Chronic Obstructive Pulmonary Disease”“Emphysema”“Tuberculosis”作为健康医疗维度检索词，“Machine Learning”“Artificial Intelligence”作为人工智能维度检索词，获取 2014 年 1 月 1 日至 2023 年 12 月 31 日的科学出版物、专利及临床试验的题目和摘要，经过检索和初步筛选，共获得科学出版物的题目和摘要 58 207 条，专利技术的题目和摘要 7001 条，临床试验的题目和摘要 438 条，共计 65 646 条题目和摘要文本数据。

（二）分析指标

1. 慢病防治领域人工智能研究主题　通过主题建模从科学出版物、专利和临床试验的文本中提取研究主题，研究主题由关键词及分布概率组成。

2. 慢病防治领域人工智能研究主题分布　通过计算每个主题在所有样本中占比和在各类型科技创新成果中的占比分析慢病防治领域人工智能研究主题分布，探索当前研究热点及所处科技创新阶段。

二、分析结果

（一）慢病防治领域人工智能研究主题通览

本部分以 65 646 条慢病防治人工智能领域题目和摘要文本为数据源构建语料库，基于隐含狄利克雷分布模型主题建模对文本内容进行语义分析，挖掘慢病防治人工智能相关研究和技术的主题分类。

2014—2023 年全球慢病防治人工智能科学研究、专利技术和临床试验涉及的研究主题 1 ～ 4 及代表性关键词分布如图 6-1 所示。主题 1 揭示了深度学习技术在睡眠分析和个性化医疗中的广泛应用，核心内容围绕睡眠分析和深度学习技术在医疗领域的应用展开，睡眠监测与呼吸系统疾病或心脏功能检测密切相关。睡眠分期是该主题的重点研究方向，通过可穿戴设备（如心率监测器）收集患者的昼夜节律数据，构建个性化模型，用于精准识别睡眠区间和睡眠阶段（如浅睡、深睡、REM 睡眠）。传统的多导睡眠图（polysomnography，PSG）虽然是睡眠分期的“金标准”，但其依赖人工且耗时，因此研究者提出了基于深度学习的自动化解决方案。例如，使用多分辨率卷积神经网络（multi-resolution convolutional neural network，MCNN）仅依靠心搏间期（inter-beat interval，IBI）数据即可实现高精度的睡眠分期，显著提高了睡眠监测的效率和可及性。此外，主题 1 还涉及睡眠结构的详细分析，特别是针对阻塞性睡眠呼吸暂停（obstructive sleep apnea，OSA）患者的睡眠碎片化问题。代表性研究发现，传统的 30s 非重叠时段分析方法可能低估了 OSA 患者的睡眠碎片化程度，而通过深度学习方法和更短的时间间隔（如 1s）分析，能够更准确地揭示严重 OSA 患者的睡眠障碍特征。这种精细化的分析为睡眠障碍的诊断和治疗提供了更科学的依据。深度学习技术在睡眠分析和个性化医疗中的应用，通过结合可穿戴设备和人工智能算法，不仅能够实现精准的睡眠监测和疾病评估，还为个性化治疗方案的制订提供了技术支持，在慢病防治领域具有重要的研究和实践意义。

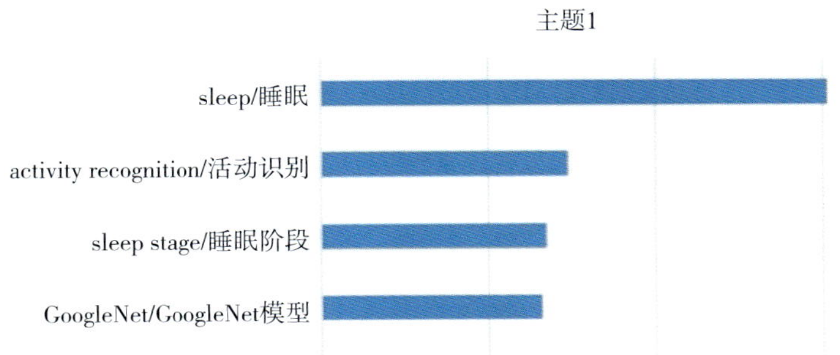

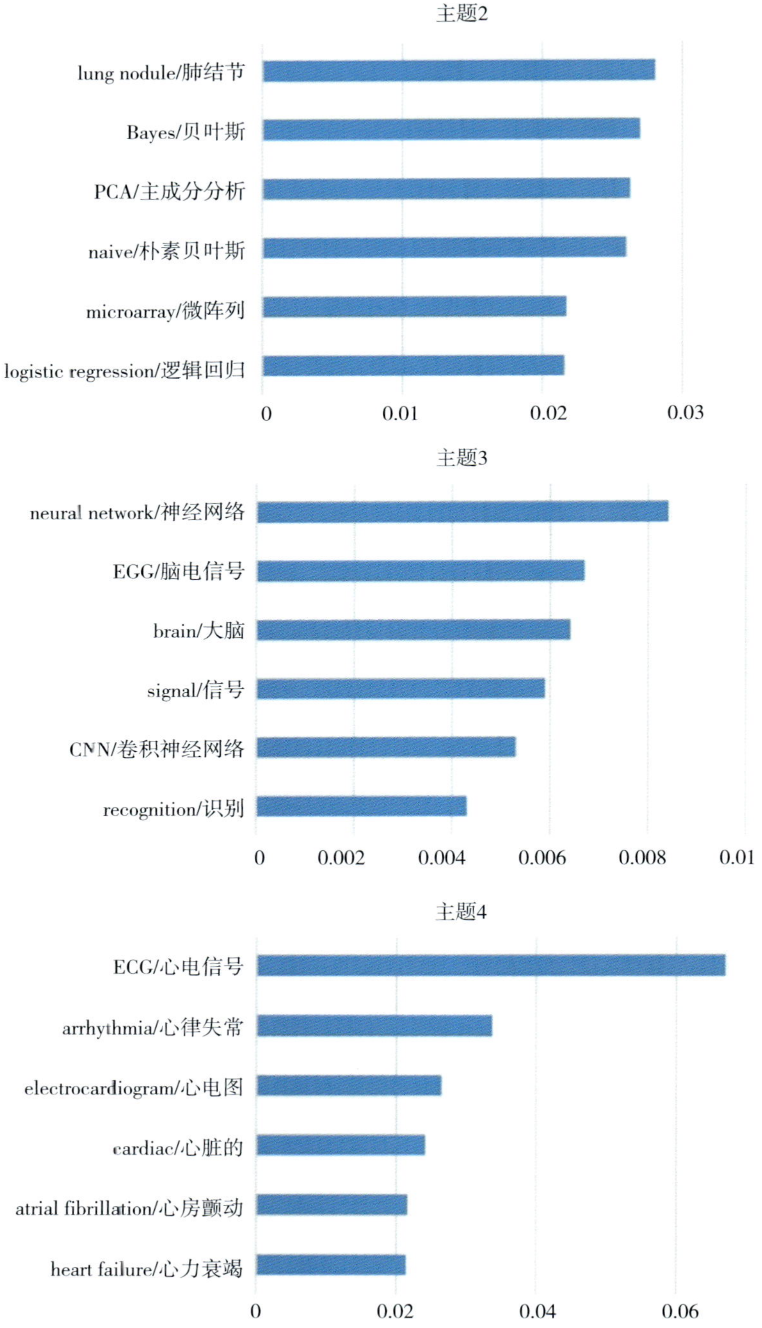

图 6-1　慢病防治人工智能领域主题 1 ～ 4 代表性关键词分布

主题 2 的核心内容聚焦于传统机器学习方法在疾病预测和异常检测中的应用，关键词和代表性文档揭示了该主题在慢病防治中的技术特点和研究方向。首先，主题 2 主要使用多种经典的机器学习算法，包括朴素贝叶斯（naive Bayes）、逻辑回归（logistic regression）、主成分分析（prineipal component analysis，PCA）以及集成分类器（如 GBDT、AdaBoost）。这些方法被广泛应用于肺结节分类、妊娠糖尿病预测和幽门螺杆菌感染预测等任务中。在代表性研究中，研究者通过结合基因表达数据和临床特征数据，利用机器学习模型对肺结节进行良、恶性分类，朴素贝叶斯和逻辑回归等方法被用于处理高维数据并生成分类报告。在妊娠糖尿病预测中，逻辑回归与多种机器学习方法（如 GBDT、AdaBoost）进行性能比较，结果显示传统逻辑回归在某些场景下仍具有竞争力。此外，PCA 被用于降维处理，以提高模型效率和预测精度。通过机器学习分类模型评估其在脑出血诊断中的潜力，并利用机器学习分类模型筛选对预测效果具有应用价值的生物标志物。主题 2 揭示了传统机器学习方法在疾病预测和异常检测中的重要作用，特别是在处理高维数据和临床特征数据时的优势。通过结合多种经典算法，研究者能够开发出高效的疾病分类和预测模型，为慢病防治和个性化医疗提供了重要的技术支持。这一主题的研究方向不仅展示了传统机器学习方法的实用性，也为未来结合深度学习等先进技术提供了基础。

主题 3 的核心内容聚焦于深度学习与神经网络技术在脑电信号（electroencephalography，EEG）分析和认知状态预测中的应用，关键词和代表性文档揭示了该主题在神经康复领域的重要研究方向。首先，主题 1 的核心技术包括卷积神经网络、随机神经网络和深度学习，这些方法被广泛应用于脑电信号的分类、特征提取及认知状态的预测。在代表性研究中，深度学习应用于神经康复领域，研究者开发了一种基于脑电图的运动想象分类系统，利用短时傅里叶变换（short-time Fourier transform，STFT）提取频谱图，并通过 Inception v3 网络模型对左、右手运动想象进行分类，帮助卒中患者进行康复训练。此外，人工智能还应用于认知状态预测与健康监测。通过脑电信号和深度学习算法（如增强型 CNN），研究者能够对认知状态（如压力水平）进行高精度分类和预测。例如，利用 Emotiv Epoc 头戴设备采集的 14 通道脑电信号，结合离散小波变换（discrete wavelet transform，DWT）和机器学习算法，实现了对高压力和低压力状态的分类，为健康监测提供了科学依据。在技术层面，深度学习还可用于大脑学习过程的模拟。例如，在认知包网络（cognitive packet network，CPN）中引入深度学习集群管理结构，结合随机神经网络（random neural network，RNN）和深度学习算法，模拟大脑的信息传递和决策过程。这种技术不仅优化了网络服务质量（quality of service，QoS）和网络安全，还为未来开发更智能的健康管理系统提供了理论支持。主题 3 揭示了深度学习与神经网络在脑电信号分析和认知状态预测中的重要作用，特别是在神经康复、健康监测和大脑学习过程模拟中的应用。通过结合脑电信号处理和深度学习算法，研究者能够开发出高效的分类和预测模型，为慢病防治和智能健康管理提供了重要的技术支持。这一主题的研究方向不仅展示了深度学习技术在脑科学领域的潜力，也为未来智能健康系统的开发奠定了坚实基础。

主题 4 的核心内容聚焦于深度学习和机器学习技术在心电（electrocardiogram，ECG）信号分析和心脏疾病诊断中的应用，关键词和代表性文档揭示了该主题在心血管疾病防治中的重要研究方向。主题 4 涉及技术包括自动编码器、卷积神经网络和支持向量机，这些方法被广泛应用于心电图信号的分类、特征提取和异常检测。代表性研究中提到一种基于自动编码器和 SVM 的心律失常自动检测系统，利用一维卷积神经网络从原始心电图信号中自动学习特征，并对多种心律失常（如左束支传导阻滞、心室期前收缩等）进行分类，整体准确率达到 98.84%，显著提升了心律失常的诊断效率。除心律失常的检测外，还展示了机器学习在心房颤动、心力衰竭和心肌梗死等疾病中的应用，通过机器学习模型对包含颤动波的心电图数据进行分类，区分清晰和不清晰的颤动波信号，为心脏疾病的诊断提供重要依据。同时，利用心电图信号的特征提取和分类技术，能够早期发现心脏异常，为临床治疗提供科学支持。主题 4 还涉及心电图监测系统的改进与机器学习相关专利技术，通过引入机器学习技术改进传统心电图监测系统的性能，为心血管疾病的早期发现和预防提供更可靠的支持。

2014—2023 年全球慢病防治人工智能科学研究、专利技术和临床试验涉及的研究主题 5 ～ 8 及代表性关键词分布如图 6-2 所示。

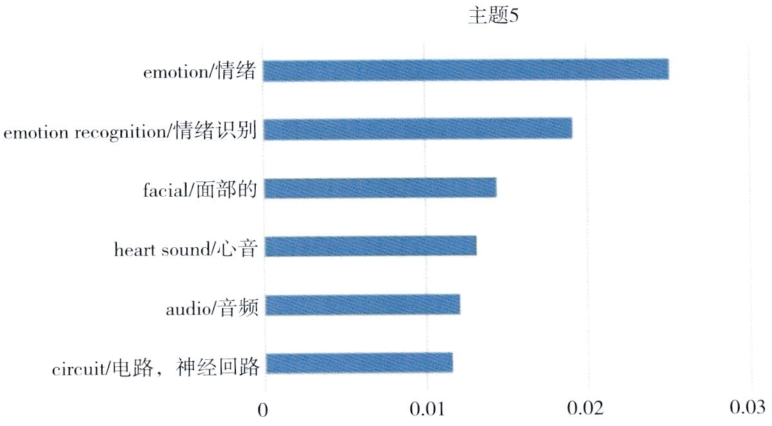
主题5
emotion/情绪
emotion recognition/情绪识别
facial/面部的
heart sound/心音
audio/音频
circuit/电路，神经回路
0
0.01
0.02
0.03

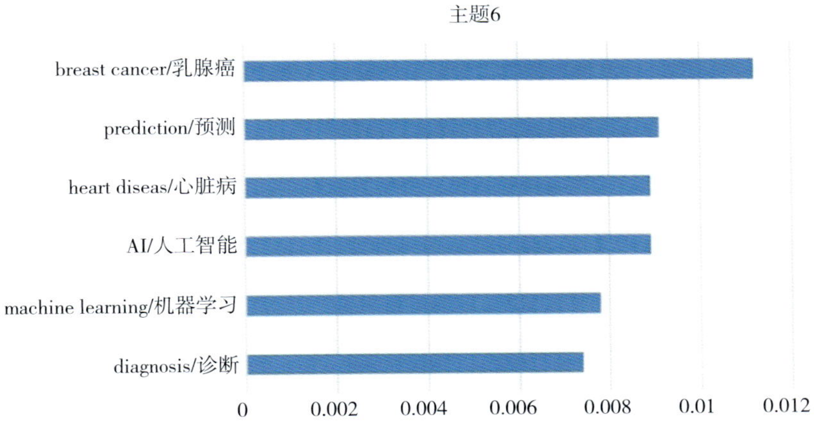
主题6
breast cancer/乳腺癌
prediction/预测
heart diseas/心脏病
AI/人工智能
machine learning/机器学习
diagnosis/诊断
0
0.002
0.004
0.006
0.008
0.01
0.012

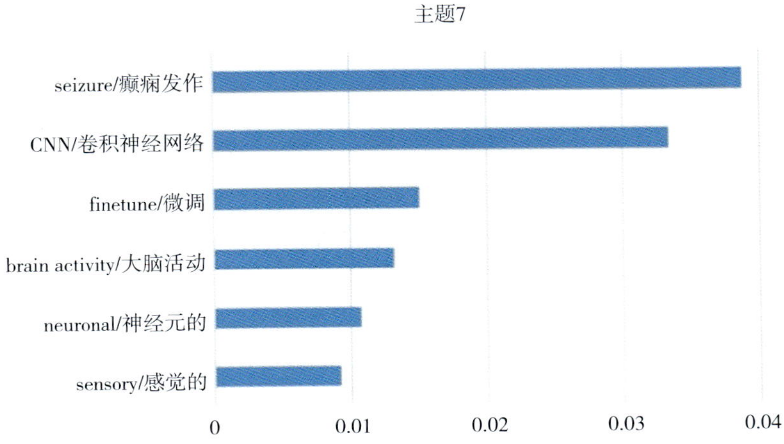
主题7
seizure/癫痫发作
CNN/卷积神经网络
finetune/微调
brain activity/大脑活动
neuronal/神经元的
sensory/感觉的
0
0.01
0.02
0.03
0.04

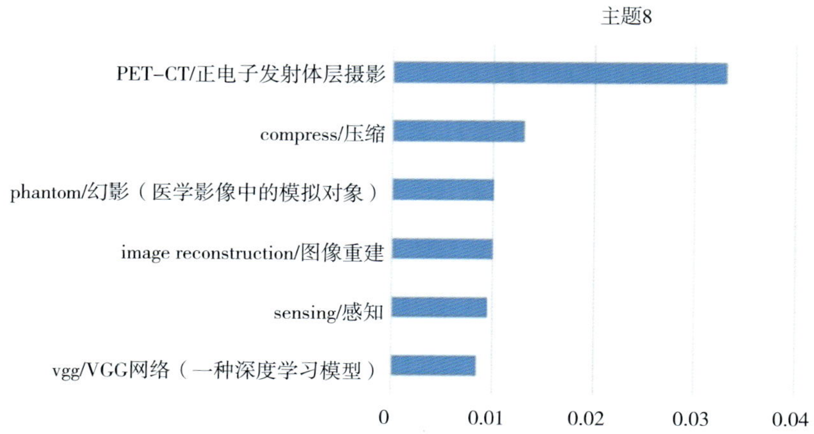

图 6-2　慢病防治人工智能领域主题 5 ～ 8 代表性关键词分布

主题 5 的核心内容聚焦于情绪识别与多模态数据分析在慢病防治中的重要作用，关键词和代表性文档揭示了该主题在神经系统疾病监测、药物开发和呼吸系统疾病检测中的广泛应用。情绪识别技术（如面部表情识别）在神经系统疾病监测中发挥关键作用。代表性研究中开发了一种基于深度学习的自动化面部表情识别系统，通过 4 阶段网络架构结合整体面部信息和局部特征，实现了高精度的面部表情分类（准确率达 94.44%）。该系统为非侵入性监测神经系统疾病（如影响面部表情的神经疾病）提供了重要工具，显著提升了诊断效率和客观性。此外，该主题还涉及情绪状态与神经回路的关联研究。通过机器学习方法对面部表情进行分类，揭示了情绪状态与神经回路活动的关联。研究发现面部表情能够反映情绪强度、效价和持续性，并通过双光子成像技术发现了与特定面部表情相关的神经元活动。这些研究为情绪的生物机制提供了新的见解，并为神经系统疾病的诊断和治疗提供了潜在靶点。该主题揭示了情绪识别与多模态数据分析在慢病早期检测和预警中的重要作用。

主题 6 的核心内容聚焦于人工智能与机器学习技术在疾病预测和诊断中的应用。核心技术包括支持向量机（support vector machine，SVM）、随机森林（random forest）和决策树（decision tree）等机器学习算法，这些方法被广泛应用于医学数据的分析和疾病预测。例如，在心脏病预测中，代表性研究通过对比多种算法（如 LDA、RF、GBC、DT、SVM、KNN）并结合序列特征选择技术，在多个数据集上实现了高准确率的心脏病预测模型，其中随机森林和决策树分类器的准确率接近 100%，为心脏病的早期诊断提供了重要支持。该主题还涉及癌症早期检测与预测，代表性研究开发了一种基于 XGBoost 分类器的乳腺癌预测系统，利用威斯康星乳腺癌数据库（Wisconsin breast cancer database，WBCD）进行模型训练和测试，结果显示 XGBoost 在良性和恶性肿瘤分类中表现出最佳性能。同时，还提出了一种基于人工智能的乳腺癌早期诊断系统，结合卷积神经网络（convolutional neural network，CNN）和先进的图像分析技术，显著提高了乳腺癌诊断的准确性和效率，为临床实践提供了强有力的工具。在疾病预测的通用性方面，机器学习技术展示了在医学数据分析中的广泛应用。通过数据挖掘和机器学习算法，能够从大规模医学数据中发现隐藏的模式，并利用这些模式预测疾病风险。

主题 7 的核心内容聚焦于深度学习技术在癫痫发作检测与脑部疾病研究中的应用，关键词和代表性文档揭示了该主题在癫痫信号分析、脑部疾病治疗和药物开发中的重要作用。核心技术包括 CNN 和深度学习算法，这些方法被广泛应用于癫痫发作信号的分类、预测和管理。代表性研究中开发了 SeizureBank，一个基于网络的癫痫发作信号数据管理和可视化系统，提供了分析就绪的癫痫发作数据集，支持数据查询、导出和可视化，为机器学习研究提供了重要的数据资源。通过特征提取和跨数据集评估，SeizureBank 为癫痫发作识别研究提供了基准，显著提升了癫痫发作检测的效率和准确性。该主题还涉及癫痫发作预测与药物风险检测。利用深度学习技术，开发基于频率 - 强度分布直方图的癫痫发作预测系统，能够通过分析 EEG 数据准确检测癫痫发作前，并评估药物的癫痫发作风险，为药物开发中的安全性评估提供了重要工具。该主题还涉及脑部疾病治疗相关研究和技术，如深部脑刺激（deep brain stimulation，DBS）技术的最新进展。通过结合人工智能技术，微型闭环 DBS 设备能够根据感知的疾病状态自适应地优化刺激脉冲，为神经系统疾病（如帕金森病）的治疗提供了新的方向。深度学习技术在癫痫发作检测、脑部疾病治疗和药物开发中具有重要作用，特别是在癫痫信号分析、深部脑刺激和纳米技术治疗。通过结合卷积神经网络、深度学习算法和脑机接口技术，研究者能够开发出高效的癫痫发作预测系统、脑部疾病治疗设备和药物风险评估工具，为神经系统疾病的防治提供了重要的技术支持。

主题 8 的核心内容聚焦于深度学习技术在正电子发射体层摄影（positron emission tomography，PET）图像重建与医学影像分析中的应用。深度学习技术在 PET 图像重建中展现了显著优势，在代表性研究中提出了一种结合深度图像先验（depth image prior，DIP）和正向投影模型的无监督 PET 图像重建方法，能够在无须大量高质量训练数据的情况下，从投影数据中重建出高质量的 PET 图像。与传统的滤波反投影（filtered back projection，FBP）和最大似然最大期望值法（maximum likelihood expectation maximization，MLEM）相比，该方法在定量和定性评估中均表现出色，且计算速度更快，为医学影像的精准分析提供了重要支持。通过深度学习技术，开发了一种直接从原始 PET 图像中计算标准摄取值比（standard uptake ralue ratio，SUVR）的方法，无须复杂的预处理步骤或 MRI 辅助。该方法在多中心数据和不同放射性示踪剂的情况下表现出高可靠性和一致性，为阿尔茨海默病的早期诊断和病情评估提供了重要工具。深度学习 PET 中的应用可应用于疾病诊断方面，包括阿尔茨海默病、肺癌和淋巴瘤等疾病的图像检测中。例如，基于机器学习的非小细胞肺癌（non-small cell lung carcinoma，NSCLC）纵隔淋巴结转移诊断方法，通过从 18F-FDG PET/CT 图像中提取定量参数并结合患者的临床信息，实现了对淋巴结转移的自动化诊断。此外，基于深度学习卷积神经网络（deep learning convolutional neural network，DLCNN）的计算机辅助检测系统，能够在 18F-FDG PET/CT 图像中自动检测套细胞淋巴瘤（mantle cell lymphoma，MCL），在内部和外部数据集上均表现出高灵敏度和低误报率，为淋巴瘤的早期诊断提供了支持。深度学习技术在 PET 图像重建、量化分析和疾病诊断中具有重要作用。

2014—2023 年全球慢病防治人工智能科学研究、专利技术和临床试验涉及的研究主题 9 ～ 12 及代表性关键词分布如图 6-3 所示。主题 9 的核心内容聚焦于深度学习技术在心脏影像分析与疾病检测中的重要作用，关键词和代表性文档揭示了该主题在心肌梗死、冠状动脉疾病和心脏影像配准中的广泛应用。深度学习技术被用于心脏影像分割与病变检测，代表性研究利用深度神经网络对心脏计算机断层扫描（computed tomography，CT）和冠脉 CT 血管成像（coronary computed tomography anglography，CCTA）图像进行多标签分割，生成冠状动脉树的三维分割图，并通过一维参数曲线检测冠状动脉病变的位置和严重程度。这种方法为冠状动脉疾病的精准诊断提供了重要工具。除图像多标签分割外，还涉及无监督图像配准技术，代表性研究提出了基于深度学习的无监督图像配准（deep learning image registration，DLIR）框架，用于心脏动态 MRI 和胸部 CT 图像的配准，该框架通过卷积神经网络实现图像的仿射和形变配准，显著提高了配准速度，同时保持了与传统方法相当的性能，为心脏影像分析提供了高效的技术支持。代表性研究还介绍了机器学习方法在心肌运动与形变分析方面提取心肌运动相关特征，并分析这些特征在人群中的分布，以区分正常和异常的心脏状态。这种方法能够揭示心肌病理的模式，为心脏疾病的诊断提供新的视角。深度学习还可用于心肌梗死的早期检测。代表性研究提出了一种基于深度学习的三阶段方法，用于在低质量超声心动图中早期检测心肌梗死。该方法通过深度学习模型分割左心室壁，并结合特征工程分析分割结果，实现了心肌梗死的早期检测。在公开数据集 HMC-QU 上的试验表明，该方法在左心室壁分割和心肌梗死检测中均表现出高灵敏度和特异性，为临床诊断提供了重要支持。上述主题揭示了深度学习技术在心脏影像分析与疾病检测中的重要作用，特别是在心肌梗死、冠状动脉疾病和心脏影像配准中的应用。通过结合深度神经网络、图像配准技术和特征工程，研究者能够开发出高效的心脏影像分析工具，为心脏疾病的早期诊断和治疗提供了重要支持。

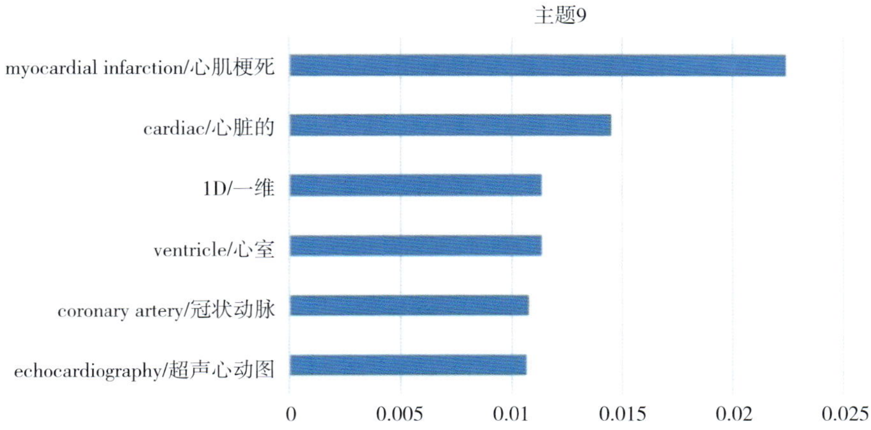

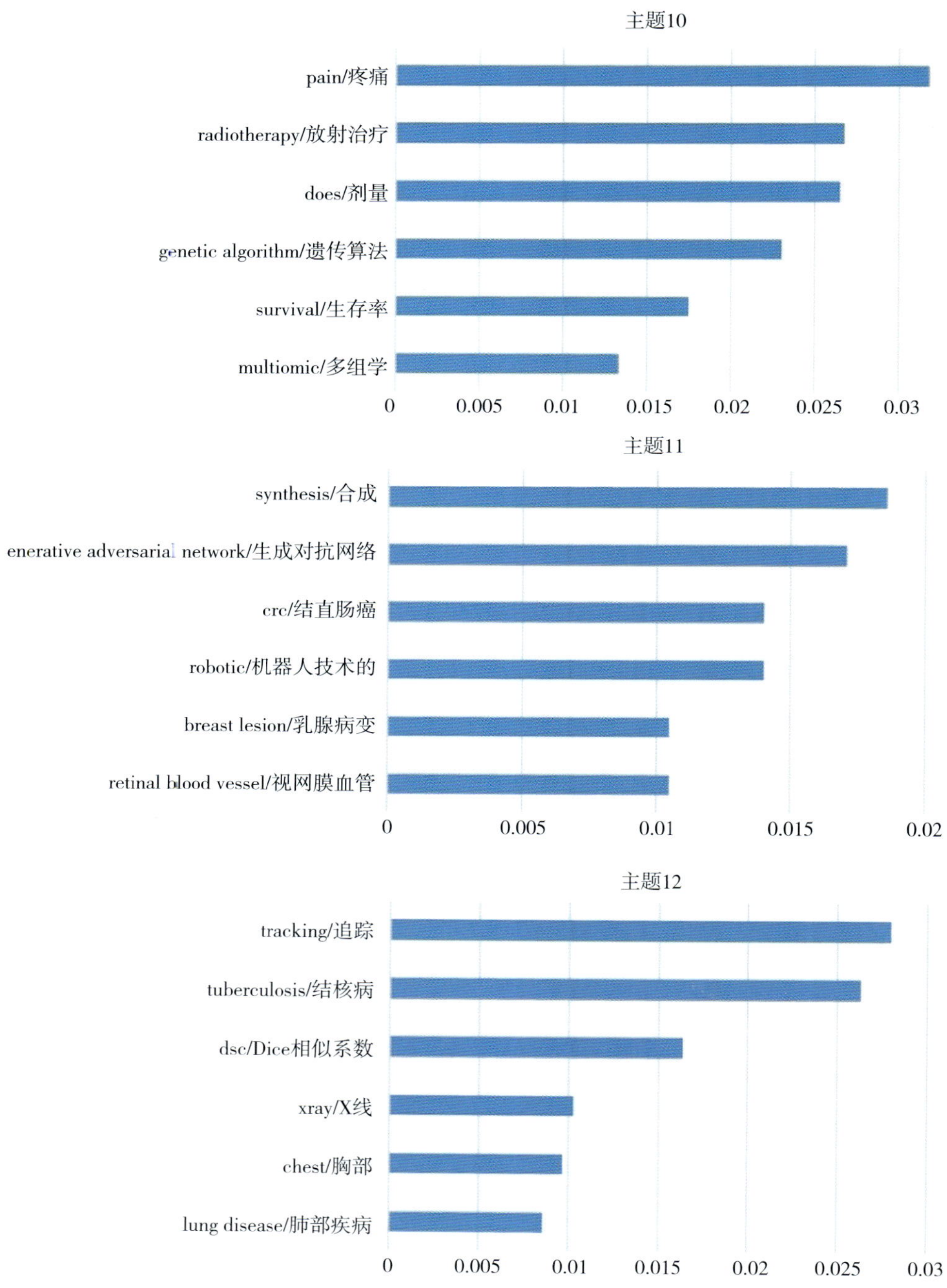

图 6-3　慢病防治人工智能领域主题 9 ～ 12 代表性关键词分布

主题 10 的核心内容聚焦于人工智能技术在放射治疗计划与剂量预测中的重要作用，关键词和代表性文档揭示了该主题在前列腺癌、淋巴瘤等疾病的放射治疗中的广泛应用。首先，深度学习技术被用于放射治疗计划的剂量预测。例如，代表性研究利用神经网络生成剂量预测模型，通过学习患者的剂量体积直方图（dose volume histogram，DVH）与对应的三维剂量分布之间的关系，为目标患者生成个性化的剂量分布预测。这种方法为放射治疗计划的制订和质量保证提供了重要支持，显著提高了治疗的精准性和安全性。人工智能还可用于引导的放射治疗计划系统。通过自动勾画 CT 图像中的感兴趣区域（region of interest，ROI）并预测剂量分布或剂量体积直方图，研究者能够利用逆向优化算法生成可执行的放射治疗计划，包括正向放射治疗计划、立体定向放射治疗计划和调强放射治疗计划（intensity-modulated radiotherapy，IMRT）。这种方法不仅提高了计划的准确性和稳定性，还优化了医疗资源的利用率，解决了复杂放射治疗计划制订困难的问题。在线自适应放射治疗方面，代表性研究展示了 Varian Ethos 系统的应用，该系统利用人工智能和形变图像配准技术，自动完成解剖结构勾画和计划优化过程。在前列腺癌治疗中，该系统能够快速生成自适应计划，显著提高了剂量分布的准确性和治疗效率，平均每次治疗仅需 19 分钟。这种技术为临床实践提供了高效的工具，改善了患者的治疗效果。最后，机器学习还可用于放射治疗剂量误差预测。通过分析治疗计划 MLC 数据与实际传输 MLC 数据之间的误差，研究者能够生成误差预测模型，用于评估患者接受的剂量是否在可接受范围内。这种方法优化了治疗计划的准确性，为放射治疗的质量控制提供了重要支持。综上所述，人工智能在放射治疗计划与剂量预测中具有重要作用，特别是在前列腺癌、淋巴瘤等疾病的治疗计划制订和剂量优化中的应用。通过结合深度学习、遗传算法和机器学习技术，研究者能够开发出高效的放射治疗计划系统，显著提高了剂量分布的准确性、治疗计划的效率及治疗质量的保证。

主题 11 的核心内容聚焦于生成对抗网络（generative adversarial network，GAN）与人工智能技术在医学影像合成与疾病诊断中的应用，关键词和代表性文档揭示了该主题在医学影像合成、数据增强以及结直肠癌、乳腺癌等疾病诊断中的广泛应用。首先，生成对抗网络被用于医学影像合成与数据增强。代表性研究中提出了一种自适应循环一致生成对抗网络（Ad CycleGAN），用于在正常和 COVID-19 阳性的胸部 X 线图像之间进行图像翻译。通过引入独立预训练的标准，Ad CycleGAN 在图像合成质量和翻译准确性方面优于传统的 CycleGAN，为医学影像的合成和数据增强提供了重要工具，有效解决了医学影像数据中的类别不平衡问题。该主题还涉及结直肠癌的人工智能辅助诊断。通过多中心随机对照试验，研究者评估了人工智能系统 ENDOMIND 在结直肠癌监测内镜中的息肉检测效果。研究发现，人工智能辅助的结肠镜检查显著提高了腺瘤检出率，为结直肠癌的早期诊断提供了重要支持，展示了人工智能在临床实践中的实际应用价值。在微卫星不稳定性（microsatellite instability，MSI）预测方面，代表性研究开发了一种基于深度学习的通用框架，用于从组织病理学图像中预测微卫星不稳定性。该方法通过对抗训练提高了模型的泛化能力，并提供了可视化解释技术，帮助理解影响 MSI 预测的拓扑和形态特征，为癌症免疫治疗的个性化决策提供了科学依据。最后，该主题还涉及不平衡数据处理与疾病诊断。针对医学影像中的类别不平衡问题，研究者利用生成对抗网络和过采样技术生成合成数据，以改善机器学习模型的性能。例如，在乳腺癌病变和视网膜血管分割任务中，生成对抗网络被用于生成少数类样本，从而提高了模型的分类和分割精度，为疾病诊断提供了更可靠的工具。

主题 12 的核心内容聚焦于人工智能技术在结核病（tuberculosis，TB）检测与诊断中的重要作用，关键词和代表性文档揭示了该主题在基于胸部 X 线图像的结核病自动检测、药物耐药性识别以及社区级结核病筛查中的广泛应用。在代表性研究中深度学习技术（如 CNN）被用于结核病的自动检测，通过图像预处理、数据增强、图像分割和深度学习分类技术，能够从胸部 X 线图像中可靠地检测结核病，显著提高了诊断的准确性和效率，为结核病的早期筛查提供了重要方法支撑。人工智能技术还能应用于药物耐药性结核病的识别，通过图像分析和机器学习方法，研究者探索了在胸部 X 线图像中自动区分药物敏感性和耐药性结核病的可能性，使用人工神经网络结合形状和纹理特征，在区分药物敏感性和耐药性结核病方面取得了曲线下面积（AUC）高达 66% 的性能，为药物耐药性结核病的早期诊断和治疗方案制订提供了重要支持。在社区级结核病筛查方面，代表性研究展示了人工智能在公共卫生管理中的应用潜力。例如，在印度泰米尔纳德邦的金奈市，研究者利用人工智能工具

（如 Genki AI）在移动诊断单元中进行结核病的 X 线筛查，通过实时上传和分析胸部 X 线图像，人工智能工具能够快速识别疑似结核病病例，显著提高了社区级结核病筛查的效率和准确性，为公共卫生管理提供人工智能赋能的技术支持。

2014—2023 年全球慢病防治人工智能科学研究、专利技术和临床试验涉及的研究主题 13 ～ 16 及代表性关键词分布如图 6-4 所示。主题 13 的核心内容聚焦于人工智能技术在卒中患者手部康复与语言康复中的应用，包括手势识别、脑机接口和深度学习算法在康复治疗的应用等。首先，手势识别技术被用于改善手部功能康复，代表性研究利用深度学习技术（如 CNN）实现了实时手势识别，能够以 94.61% 的准确率识别多种手势，为手部康复训练提供了技术支持。此外，该主题还涉及基于脑机接口的手部康复系统，通过结合脑机接口、深度学习算法（如长短期记忆网络）和康复手套，研究者设计了一种手部康复系统，能够在 7 种运动想象模式下实现心理任务分类，准确率达到 95.78%，该系统为卒中患者的手部功能康复提供了重要支持，帮助患者通过运动想象驱动康复训练，显著提升了康复效果。人工智能技术同样可以应用于语言康复方面，代表性研究提出了一种基于人工智能和互联网技术的卒中语言康复机器人系统。该系统通过整合人工智能技术和互联网技术，显著提高了语言康复的效果和效率，为解决医疗资源供需不平衡问题提供了新的思路和方法。

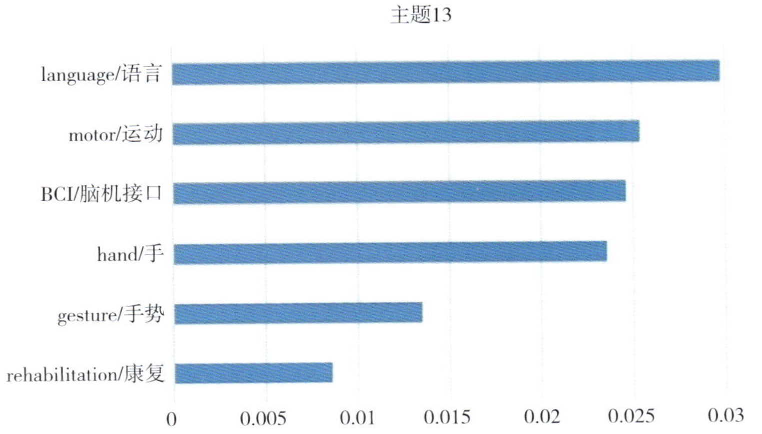

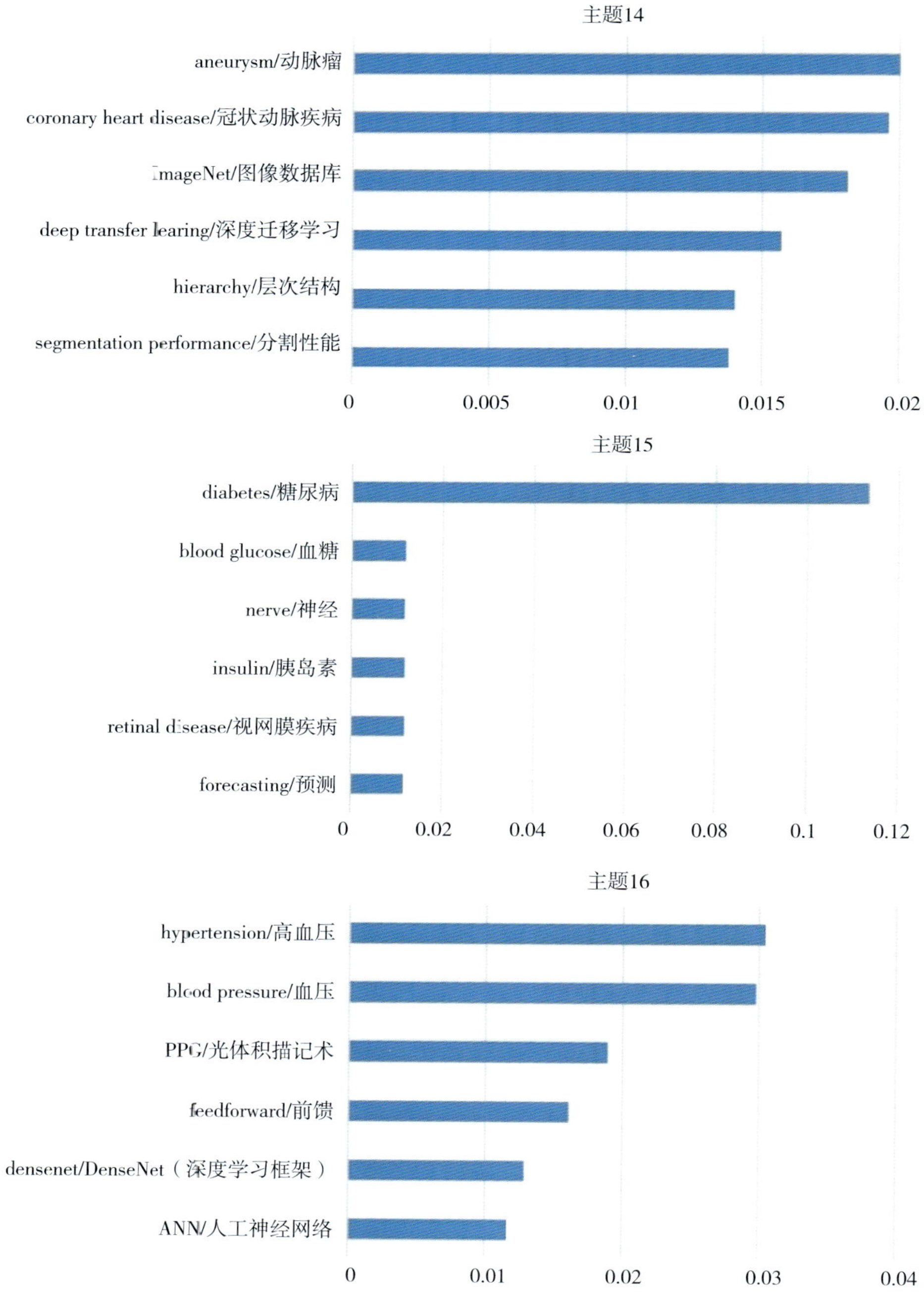

图 6-4　慢病防治人工智能领域主题 13 ～ 16 代表性关键词分布

主题 14 的核心内容聚焦于人工智能技术在动脉瘤检测与破裂风险评估中的应用。动脉瘤人工智能检测技术被用于提高诊断的准确性和效率，代表性研究利用基于 Hessian 矩阵的滤波器和贝叶斯优化，开发了一种自动化的动脉瘤检测方法，能够在血管造影影像中以 94.1% 的 F1 分数准确检测动脉瘤。同时，机器学习算法还可应用于动脉瘤形态分析，通过提取动脉瘤的形态和血流特征，如不规则性、血管角度和血流角度，更准确地分析动脉瘤的特征，代表性研究通过决策树模型，结合大小比、不规则性、血流角度、血管角度和动脉瘤大小等特征，评估前交通动脉瘤的破裂风险，模型在训练集和测试集上均表现出良好的预测性能，AUC 分别为 0.864 和 0.787。人工智能也可应用于预测动脉瘤破裂风险，代表性研究提出了一种基于多实例学习和深度迁移学习的框架，用于分析血管造影影像中的动脉瘤破裂风险。该框架通过提取强度、纹理和血流灌注特征，结合稀疏表示方法，实现了对破裂和未破裂动脉瘤的高精度分类，准确率达到 96.1%，敏感度为 94.4%，特异度为 97.5%，AUC 为 0.982。通过结合机器学习算法、深度学习技术和影像学特征提取，能够开发出高效、准确的动脉瘤检测和风险评估工具。

主题 15 的核心内容聚焦于人工智能技术在糖尿病管理与并发症预测中的应用，包括血糖控制、并发症预测和糖尿病护理质量等。人工智能相关技术和模型可用于预测糖尿病并发症，代表性研究提出了一种使用支持向量回归算法预测血糖浓度的方法，通过机器学习技术预测未来血糖水平，并为患者提供预警，帮助他们更好地管理糖尿病。此外，还有一种使用人工智能深度学习预测糖化血红蛋白值的方法，通过学习血糖和糖化血红蛋白值之间的关系，生成预测模型，并应用于特定患者的生物特征和血糖信息，以预测糖化血红蛋白值。人工智能相关方法和技术被用于提高血糖控制的准确性和效率，代表性研究利用人工智能辅助胰岛素滴定系统，通过智能算法调整胰岛素剂量，帮助糖尿病患者更好地管理血糖水平。机器学习还可用于糖尿病的血糖变异性分析，代表性研究中，通过提取血糖水平的特征，如血糖波动和胰岛素释放模式，能够更准确地分析糖尿病患者的血糖变化，帮助优化糖尿病患者的治疗方案，辅助临床决策支持，提高糖尿病治疗和护理的效果和效率。

主题 16 的核心内容聚焦于人工智能技术在高血压及相关心血管疾病管理中的研究和应用，包括血压监测、动脉疾病诊断、生理波形验证和动脉僵硬度评估等方面。首先，人工智能技术被广泛应用于血压监测和动脉疾病诊断。例如，代表性研究通过机器学习模型对动脉多普勒超声波形进行分类，以识别外周动脉疾病的存在并预测相关医疗结果。这种方法能够通过分析超声波形及其特征，为临床诊断提供有力支持。其次，人工智能技术还可应用于生理波形的验证，代表性研究开发了多种方法和系统，利用机器学习算法从临床监测设备中提取数据，验证血压波形、心电图波形等生理波形的可靠性。这些方法不仅提高了波形监测的准确性，还能够将可靠性测量结果输出到闭环系统，用于实时调节血压、心率和心肌收缩力，优化临床治疗过程。在动脉僵硬度评估方面，代表性研究利用新型非侵入式传感器和机器学习方法，开发了用于动脉脉搏监测和动脉僵硬度预测的模型。这些技术能够通过模拟和建模动脉脉搏波，为早期诊断心血管疾病提供重要依据。最后，人工智能相关技术还可用于高血压及相关心血管疾病管理的临床决策支持。

2014—2023 年全球慢病防治人工智能科学研究、专利技术和临床试验涉及的研究主题 17 ～ 20 及代表性关键词分布如图 6-5 所示。主题 17 的核心内容聚焦于人工智能技术在皮肤癌检测与分类中的重要作用，包括皮肤病变识别、皮肤癌早期诊断等皮肤病人工智能辅助检测等任务。首先，人工智能技术在皮肤病变检测与分类中展现出显著优势，代表性研究利用深度学习算法（如卷积神经网络）对皮肤病变图像进行分析，实现了对皮肤癌的早期检测和准确分类，这些算法通过学习皮肤病变对称性、颜色、大小和形状等特征，能够有效区分良性病变和恶性病变。这种方法不仅提高了诊断的准确性，还减少了对传统活组织检查的依赖，为患者提供了更便捷的检测手段。人工智能技术还能赋能皮肤疾病诊断系统的建设，代表性研究展示了一种基于阻抗的人工智能诊断系统能够通过学习皮肤疾病的特征，准确诊断皮肤癌的深度和转移情况，这种系统为临床医师提供了有力的辅助工具，提高了诊断的准确性和效率。在实现上述皮肤病相关任务中，当前研究探索了多种先进的模型，这些模型通过大规模数据训练，能够捕捉到皮肤病变的细微特征，从而实现更精准的诊断。此外，数据驱动的方法也被广泛应用于皮肤癌的研究中，通过分析大量的皮肤病变数据，研究者能够更好地理解皮肤癌的发病机制和风险因素。这一主题的研究方向不仅展示了人工智能在皮肤科领域的潜力，也为未来智能医疗系统的开发奠定了坚实基础。

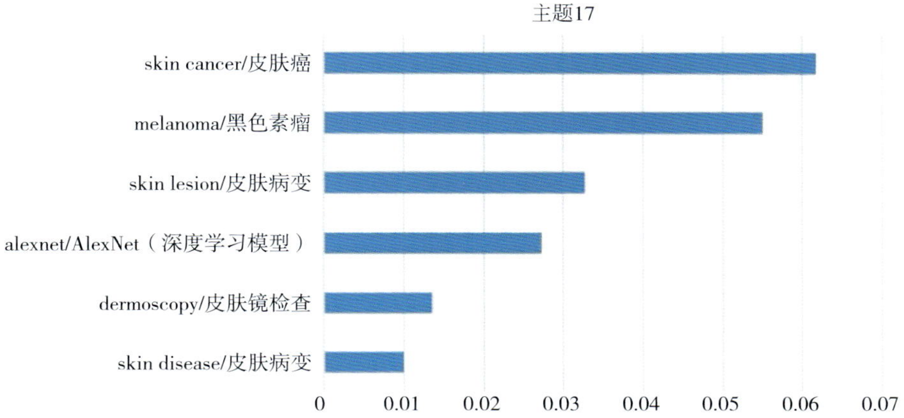
主题17
skin cancer/皮肤癌
melanoma/黑色素瘤
skin lesion/皮肤病变
alexnet/AlexNet（深度学习模型）
dermoscopy/皮肤镜检查
skin disease/皮肤病变
0
0.01
0.02
0.03
0.04
0.05
0.06
0.07

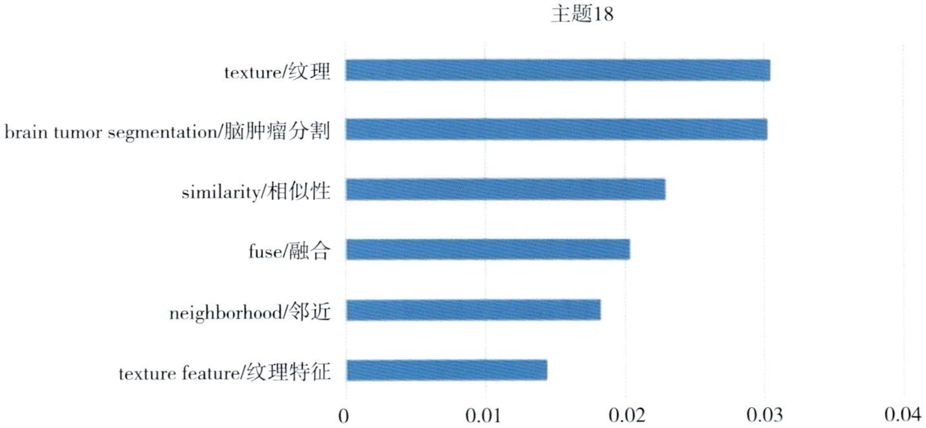
主题18
texture/纹理
brain tumor segmentation/脑肿瘤分割
similarity/相似性
fuse/融合
neighborhood/邻近
texture feature/纹理特征
0
0.01
0.02
0.03
0.04

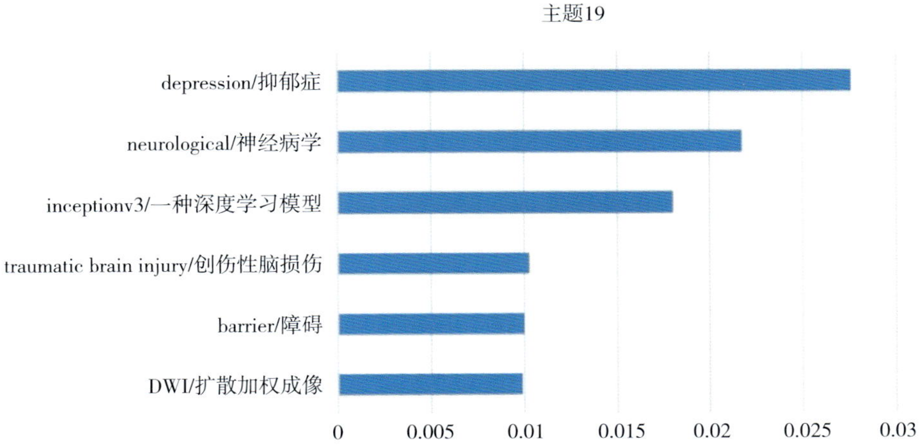
主题19
depression/抑郁症
neurological/神经病学
inceptionv3/一种深度学习模型
traumatic brain injury/创伤性脑损伤
barrier/障碍
DWI/扩散加权成像
0
0.005
0.01
0.015
0.02
0.025
0.03

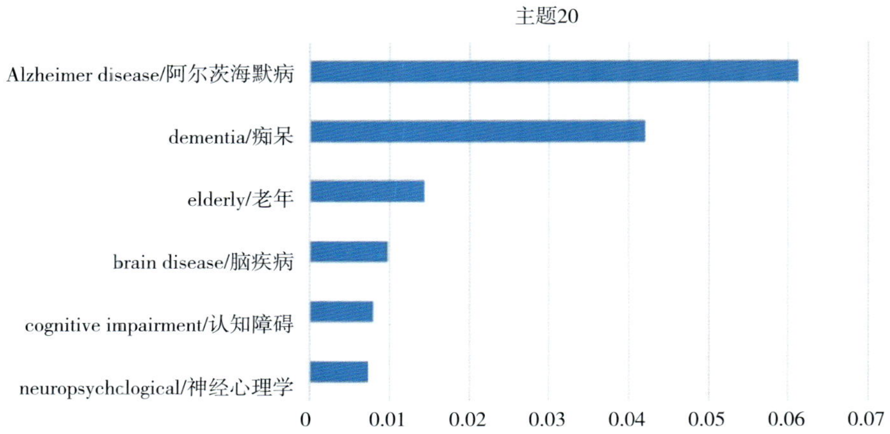

图 6-5　慢病防治人工智能领域主题 17 ～ 20 代表性关键词分布

主题 18 的核心内容聚焦于人工智能技术在医学图像处理与分析的研究和应用，包括图像分割、特征提取、模型优化和诊断准确性提升等任务。首先，人工智能技术应用于医学图像分割中，当前研究不断探索性能更高的模型以实现医学图像处理，代表性研究利用 Swin Transformer 模型进行人体部位分割，通过与传统的卷积神经网络进行比较试验，证明了 Swin Transformer 在人体部位分割任务中的优越性能。此外，细粒度医学图像分割和数据放大技术应用于肿瘤纹理图像的处理可以提高肿瘤分级的准确性，为临床诊断提供了重要辅助。同时，深度特征融合在医学图像检索中也发挥了重要作用，例如，通过结合低级特征（如内容特征和位置特征）和高级特征（如深度特征）提出了一种融合深度特征的相似性度量方法，可应用于乳腺钼靶图像检索，能够显著提高图像检索的准确性和召回率，为医师提供更客观的参考信息，有助于提高乳腺癌的诊断效率。

主题 19 的核心内容聚焦于人工智能技术在基于医学图像的神经系统疾病诊断与预测中的重要作用，特别是在处理和分析多相 CT 血管造影、扩散加权成像等医学图像数据方面，以实现脑组织损伤预后预测、血流特征估计、冠状动脉病变预测等医学任务。首先，人工智能技术可应用于脑组织损伤检测和预测，代表性研究利用多相 CT 血管成像（computed tomography angiography，CTA）图像和机器学习技术，训练解读 CTA 图像，该系统能够有意义地预测核心梗死区、缺血半暗带和灌注情况，实现预测急性缺血性卒中患者的脑组织预后。其次，人工智能在血流特征估计中也取得了重要进展，代表性研究开发了从血管几何和生理特征估计患者特定血流特征的系统和方法，进一步训练机器学习算法利用血管几何、生理和血流动力学特征也可预测冠状动脉病变的位置、发作和变化，识别预测斑块存在的特征，并应用于患者的血管几何模型和血流特征，能够确定患者斑块信息，实现心血管疾病的辅助诊断和预测。在实现上述医学任务时，当前研究利用机器学习算法对多类型医学图像数据进行挖掘和学习，通过优化医学图像分割算法，实现医学图像的精准分割和特征提取。

主题 20 的核心内容聚焦于人工智能技术在阿尔茨海默病和认知障碍的诊断与预测中的应用，侧重基于医学图像和认知测试数据的分析方面，实现的医学任务包括区分阿尔茨海默病与其他类型的痴呆、早期认知衰退检测，以及利用磁共振成像等医学图像数据进行生物标志物识别。首先，人工智能技术可用于将阿尔茨海默病与其他类型的痴呆进行区分，实现鉴别诊断，代表性研究利用人工神经网络和传统的统计方法，通过伦敦塔测试区分额颞叶痴呆和阿尔茨海默病，这种方法能够更准确地识别不同类型的痴呆。其次，人工智能在早期认知衰退检测中也取得了重要进展。代表性研究开发了一种两阶段分类技术，结合支持向量机和随机森林算法，分析糖尿病和高血压对认知衰退的影响，在第二阶段，使用认知能力测试评估可能患有痴呆的人的认知功能，并应用多项逻辑回归算法预测其未来认知衰退的可能性。这种方法能够早期预测阿尔茨海默病的风险，为临床干预提供了重要依据。此外，人工智能在利用声学特征区分轻度痴呆患者中也表现出显著潜力，代表性研究提出了一种基于元音发音特征的痴呆区分系统，结合统计声学特征和神经网络的变换器模型，实现了对轻度痴呆患者的高精度区分。这种方法为早期诊断和干预提供了新的途径。在医学图像数据处理方面，研究者利用磁共振成像数据，结合计算机辅助诊断技术，开发了用于阿尔茨海默病早期筛查和认知衰退预测的生物标志物。这些技术不仅提高了诊断的准确性，还为临床医师提供了更丰富的信息，有助于制订更有效的治疗方案。

2014—2023 年全球慢病防治人工智能科学研究、专利技术和临床试验涉及的研究主题 21 ～ 25 及代表性关键词分布如图 6-6 所示。主题 21 的核心内容聚焦于人工智能技术在卒中诊断与分类中的应用，特别是在基于医学图像和电子健康记录的分析方面，包括卒中的定量评估、亚型分类和预后预测中等医学

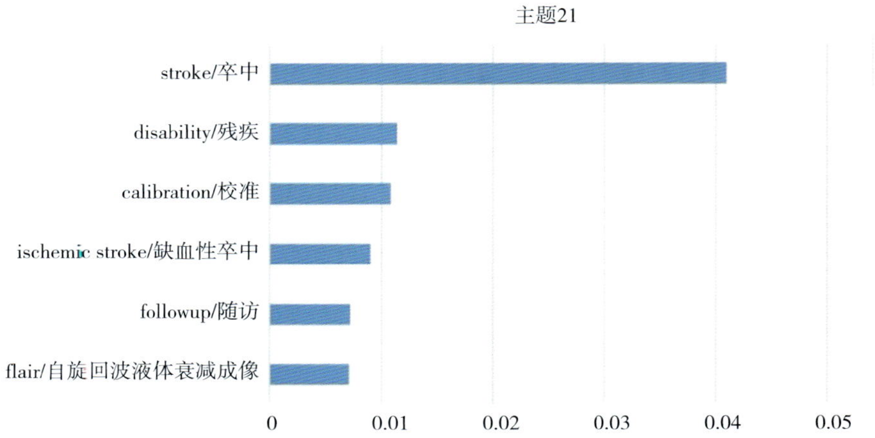
主题21
stroke/卒中
disability/残疾
calibration/校准
ischemic stroke/缺血性卒中
followup/随访
flair/自旋回波液体衰减成像
0
0.01
0.02
0.03
0.04
0.05

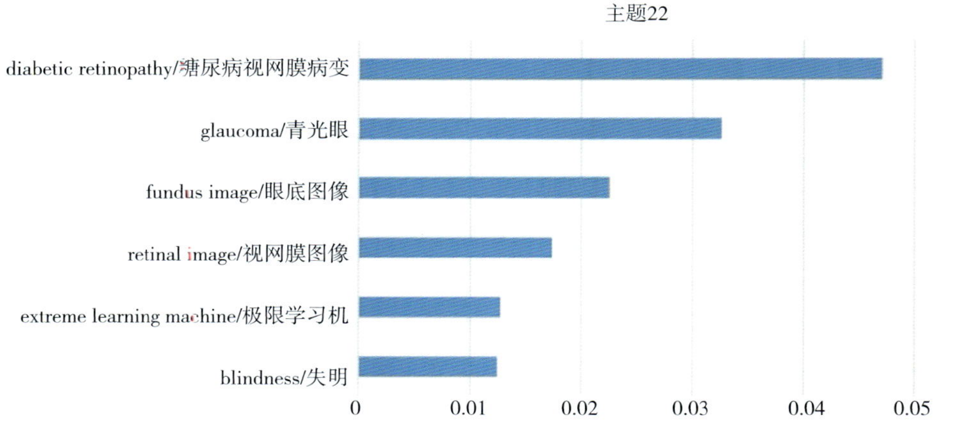
主题22
diabetic retinopathy/糖尿病视网膜病变
glaucoma/青光眼
fundus image/眼底图像
retinal image/视网膜图像
extreme learning machine/极限学习机
blindness/失明
0
0.01
0.02
0.03
0.04
0.05

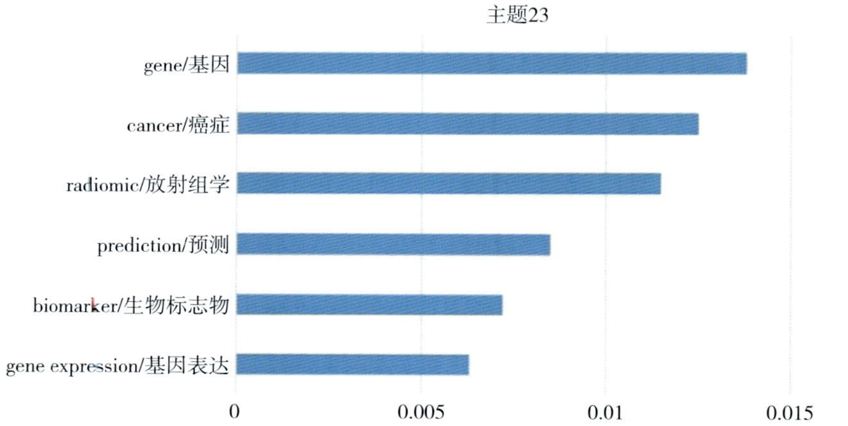
主题23
gene/基因
cancer/癌症
radiomic/放射组学
prediction/预测
biomarker/生物标志物
gene expression/基因表达
0
0.005
0.01
0.015

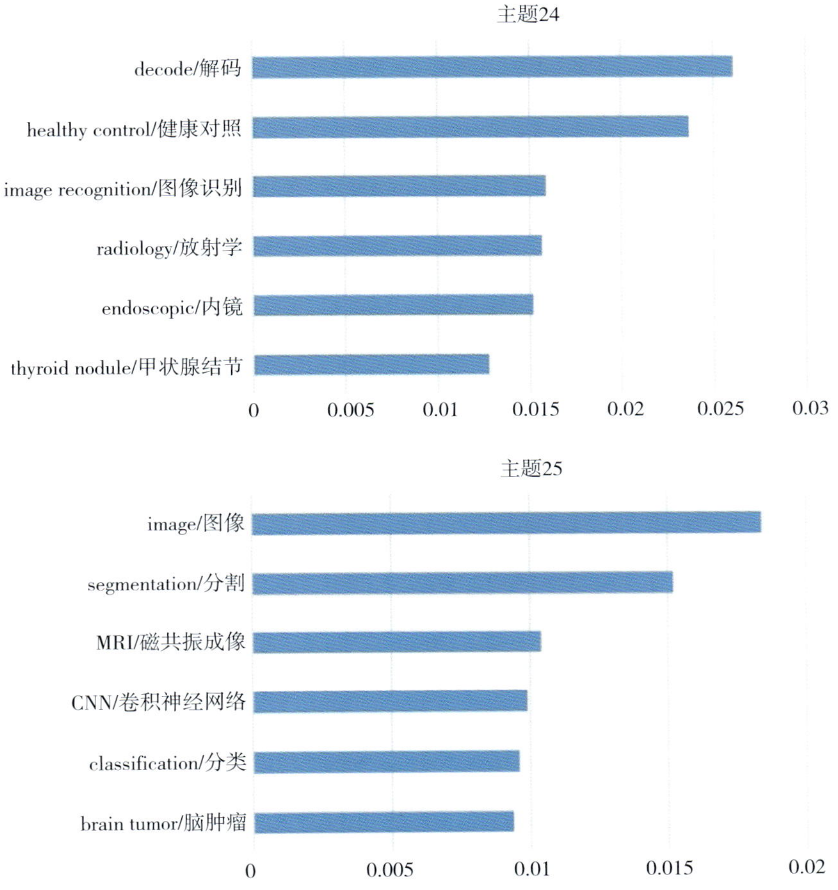

图 6-6　慢病防治人工智能领域主题 21 ～ 25 代表性关键词分布

任务。首先，人工智能技术在卒中的定量评估中展现出显著优势，代表性研究开发了一种基于计算机的定量评估头部 CT 图像中紧急特征的方法，如急性颅内出血、中线移位和基底池消失等，该方法结合了启发式算法、卷积神经网络、深度学习、边缘检测和霍夫变换等技术，能够快速识别异常区域的解剖位置，并计算出血体积。这为临床医师提供了重要的诊断信息，有助于及时采取治疗措施。其次，人工智能在卒中亚型分类中也取得了重要进展，代表性研究利用电子健康记录（electronic health record，EHR）数据，开发了自动化算法，对心源性栓塞性卒中进行亚型分类，通过迭代开发和优化正则表达式算法，实现了对心源性栓塞性卒中特征的高精度提取，进一步结合机器学习算法，如随机森林，研究者能够准确区分心源性栓塞性卒中和其他类型的缺血性卒中，为风险分层和二级预防提供了重要依据。此外，人工智能在卒中预后预测中也表现出显著潜力，通过分析患者的临床数据和医学图像，人工智能相关算法模型能够预测卒中患者的预后情况，为临床决策提供支持，例如，代表性研究利用 FLAIR 成像技术，研究者能够评估脑组织的损伤程度，预测患者的恢复情况。

主题 22 的核心内容聚焦于人工智能技术在慢病引起的眼科疾病诊断与管理中的应用，包括糖尿病视网膜病变、青光眼和老年性黄斑变性等疾病的诊断与分级任务。首先，人工智能技术可用于糖尿病视网膜病变的诊断与分级，代表性研究比较了手持眼底相机与传统台式眼底相机在糖尿病视网膜病变筛查中的效果，评估了人工智能算法在糖尿病视网膜病变诊断中的辅助作用，结果显示手持眼底相机结合人工智能算法能够有效提高糖尿病视网膜病变的诊断效率和准确性；除眼底相机生成图像外，深度学习模型还可结合眼底图像和光学相干断层扫描（optical coherence tomography，OCT）数据，检测糖尿病患者视网膜的早期血管变化，提高糖尿病视网膜病变的早期诊断准确性，实现对糖尿病视网膜病变的早期检测和风险评估。其次，人工智能在青光眼的早期检测中也取得了显著进展，代表性研究利用深度学习模型，结合眼底图像和 OCT 数据，开发了自动化诊断系统，能够准确诊断和分级青光眼，这些系统通过分析视网膜图像中的血管和神经纤维层变化，实现了对青光眼的早期检测和风险评估。此外，人工智能在老年性黄斑变性的诊断与管理中也表现出显著潜力，代表性研究利用 OCT 数据和光学相干断层扫描血管成像（optical coherence tomography angiography，OCTA）数据，结合人工智能模型，实现了对老年性黄斑变性的早期诊断和病情检测，人工智能技术能够检测视网膜的微小变化，为临床医师提供重要的诊断信息，有助于及时采取治疗措施。

主题 23 的核心内容聚焦于人工智能技术在癌症诊断与治疗预测中的重要作用，特别是在基因信息选择、生物标志物识别、癌症亚型分类和预后预测方面，该主题中主要基于分子数据和放射组学特征进行数据挖掘与特征学习以构建人工智能模型。首先，人工智能技术在基因信息选择和癌症预测中展现出潜力与优势，代表性研究介绍一种深度学习方法，用于选择特定的基因信息，以预测结直肠癌，该方法通过从包含个体基因信息和结直肠癌标签信息的学习数据中，选择特定的基因信息进行分类，并基于这些信息生成深度学习模型，实现了对结直肠癌的高精度预测。其次，人工智能能够基于 DNA 复制数变异进行癌症预测，代表性研究介绍了一种基于 DNA 复制数变异的癌症预测方法，该方法利用机器学习算法，对体液（如尿液、血液）检查进行辅助分析，进而完成对多种癌症类型的预测和诊断，这种方法具有更高的灵敏度和特异性，为未来的癌症诊断和基因组市场提供了有力工具。此外，人工智能在唾液代谢物为代表的非侵入性生物标志物的分析和检测中也表现出潜力，代表性研究发现唾液中的代谢物可以作为肝细胞癌的非侵入性生物标志物，特定组合的唾液代谢物的相对丰度可以作为肝细胞癌的生物标志物，通过机器学习识别和学习该类特征组合进而区分健康个体和患有肝硬化或肝细胞癌的个体。人工智能技术也可通过识别癌症预后相关的生物标志物进行癌症预后的预测，例如，通过深度学习模型能够识别与胃癌预后相关的生物标志物，并确定预测预后的截止值进而预测胃癌的预后效果。最后，人工智能在优化化学治疗方案中也表现出显著应用价值，人工智能技术可从多种化学治疗方案中选择预期效果最佳的方案，为临床决策提供了有力支持。

主题 24 的核心内容聚焦于人工智能技术在医学影像分析与疾病预测中的应用，该主题侧重于消化道癌症和甲状腺疾病领域研究。首先，人工智能技术可应用于甲状腺疾病的诊断和预测，利用深度学习算法进行特征选择，选取最佳性能效果特征构建疾病预测模型，有效识别甲状腺激素异常，实现甲状腺疾病的高精度诊断。此外，人工智能技术也可应用于消化道癌症的相关研究，实现癌症发病率与生存率危险因素的分析，例如代表性研究利用机器学习方法探讨腰围与消化道癌症发病率和生存率之间的关系，通过大规模人群数据挖掘与分析，发现腰围与消化道癌症发病率呈正相关，而高腰围患者在确诊后生存时间更长，这种方法能够预测消化道癌症的风险，为早期干预和治疗提供重要参考。除人群数据外，也可基于医学影像进行分析，利用深度学习模型对医学图像进行解码和特征提取，实现对疾病的早期诊断和预测。

主题 25 的核心内容聚焦于人工智能技术在医学图像分割的应用及研究，该主题主要包括前列腺癌骨转移、肺癌、胎儿心脏结构分割和脑肿瘤等领域的图像分割任务。代表性研究介绍了几种人工智能应用于医学图像分割的案例，如用于识别前列腺癌骨转移的一种基于全身骨扫描图像的深度学习神经网络系统，该系统包括预处理模块和神经网络模块，通过分割胸部和骨盆部分的图像，训练 Faster R-CNN 和卷积神经网络，实现对骨转移病变的分类和检测。代表性研究还介绍了一种基于双窗设置的深度学习方法，研究通过生成两个窗图像，训练两个深度神经网络生成预形状模型，结合这些模型生成加权形状聚焦先验模型，最后输入三维医学图像和加权形状聚焦先验模型到第 3 个深度神经网络，实现对肿瘤图像的高精度分割。除此之外，基于深度学习的方法也可用于超声影像的结构分割，如代表性研究介绍了一种基于深度学习的胎儿心脏超声图像分割方法，通过输入胎儿心脏超声图像到训练好的深度学习分割模型，快速识别胎儿心脏切面并有效分割胎儿心脏结构，提高了医师的检查效率，降低了误诊和漏诊率。深度学习还可应用于 CT 图像的高精度分类。如融合卷积模糊神经网络结合了卷积神经网络和模糊神经网络，通过多种融合方法（如全局最大池化、全局平均池化等），实现了对 CT 图像的高精度分类。实验结果表明，该方法在肺癌的分类准确率达到 99.98%。通过结合深度学习算法和卷积神经网络，能够开发出高效、准确的医学图像分割和挖掘工具，显著提高了肿瘤诊断的精度和效率。

（二）慢病防治领域人工智能研究主题分布结果

通过对 2014—2023 年的科学出版物、专利和临床试验进行主题建模分析，共识别出 25 个主要研究主题。每条文本记录在各个主题上的概率分布选取最高的两个主题作为该条文本记录的核心主题，统计 25 个主题在全部文本记录中的计数，结果如 6-7 图所示。近 10 年来，慢病防治领域的人工智能相关研究呈现出多样化的主题分布。其中，AI 驱动的疾病诊断与预测模型和技术、基于深度学习的脑电信号分析、基于人工智能的医学图像分割，以及基于人工智能的癌症诊断与治疗是最为突出的研究方向，分别占据了显著的数量优势，也揭示了当前人工智能在慢病防治领域应用最广的医学任务为疾病诊断与预测、多模态医学数据的处理和分析。除最主要的 4 个研究主题，其余 21 个主题进一步展示了人工智能相关技术在具体疾病方面的应用。如基于深度学习的心电信号分析、眼疾病诊断与管理，以及人工智能驱动的糖尿病管理等主题也受到广泛关注。

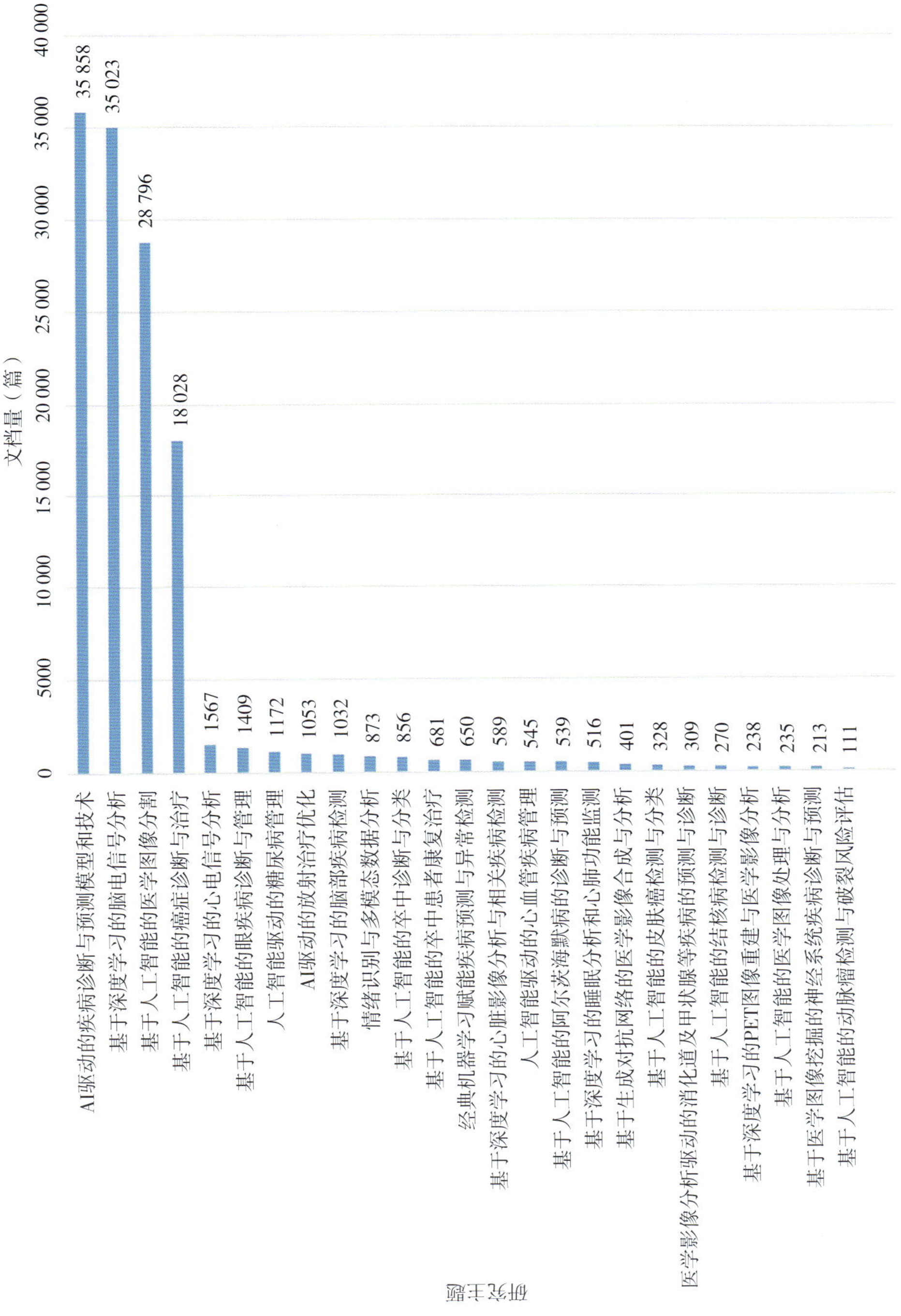

图 6-7　2014—2023 年全球慢病防治人工智能领域主题分布概览

通过对 2014—2023 年全球慢病防治领域人工智能相关科技创新成果的主题分布分析发现热点主题在三类科技创新成果中的分布趋势基本一致。首先，AI 驱动的疾病诊断与预测模型和技术在科学出版物、专利和临床试验中均占据主导地位，尤其是在临床试验中占比高达 82.65%，这一高比例可能反映了医疗机构和研究者对提高诊断准确性和预测能力的迫切需求，尤其是在面对复杂和多样化的慢性疾病时。其次，基于深度学习的脑电信号分析和基于人工智能的医学图像分割在科学出版物和专利中占比显著，在科学出版物中分别为 52.62% 和 42.92%，反映了这些技术在基础研究和知识产权保护中的活跃程度，这些技术的广泛应用可能得益于深度学习在图像和信号处理领域的强大能力，使得它们在医学影像分析和脑电信号解析中表现出色。此外，基于人工智能的癌症诊断与治疗在各类成果中均占有较高比例，特别是在临床试验中占比 31.96%，凸显了其在癌症防治中的广泛应用，癌症作为一种高致死率的慢性疾病，其早期诊断和精准治疗一直是医学研究的重点，人工智能技术的引入为这一领域带来了新的突破。相比之下，基于生成对抗网络的医学影像合成与分析、基于人工智能的结核病检测与诊断等主题的占比较低，表明这些领域的研究尚处于起步阶段。这些主题的低占比可能与其技术难度、数据获取的复杂性及临床应用的不成熟有关。

2014—2023 年全球慢病防治人工智能热点主题在各类型科技创新成果中的分布占比概览见图 6-8。图 6-8 中分布占比最高的 4 个主题之一——AI 驱动的疾病诊断与预测模型和技术，该主题在科学研究、技术开发和临床应用中均占据重要地位，尤其是在临床试验中的占比远高于科学出版物和专利技术的占比，表明其技术成熟度较高，已逐步实现从理论研究到实际应用的转化。基于深度学习的脑电信号分析和基于人工智能的医学图像分割，这两个主题在科学研究和技术开发中均占据主导地位，在临床试验中的占比显著，但远低于在科学出版物和专利中的分布占比，表明其技术成熟度相对较高，但临床应用仍需进一步推动。基于人工智能的癌症诊断与治疗，该主题在科学研究、技术开发和临床应用中均占据重要地位，但在专利技术领域的分布占比低于在科学出版物和临床试验中的分布占比，表明基于人工智能的癌症诊断与治疗方案制订的相关辅助技术和系统应进一步推动知识产权布局和技术转化。

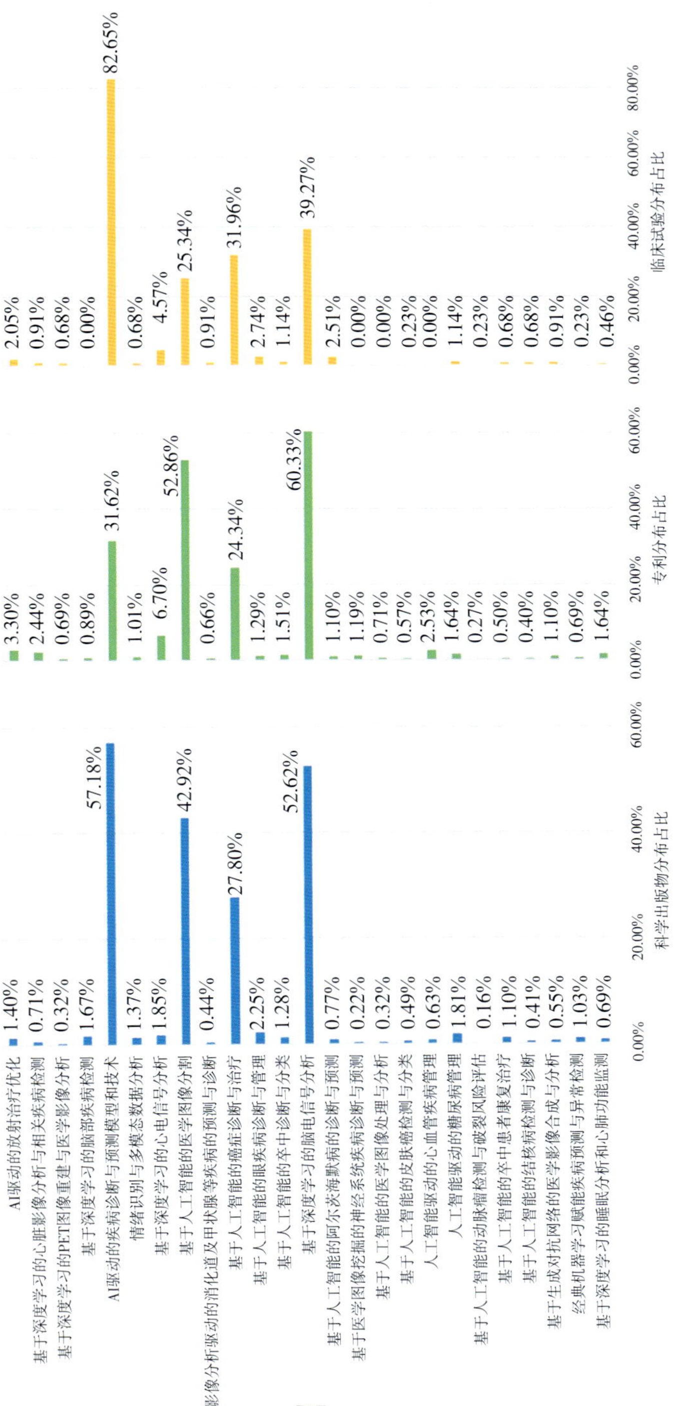

图 6-8　2014—2023 年全球慢病防治人工智能热点主题在各类型科技创新成果中的分布占比概览

第 7 章
主要研究结论

本报告由北京大学健康医疗大数据国家研究院牵头，联合北京大学第三医院和康复大学等单位，结合 PubMed、Dimensions、NMPA、FDA 等数据库的优势发布的第 5 份健康医疗人工智能指数报告。与 2023 年的报告相比，本报告内容仍围绕科学研究概览、科学技术研究、人类—机器协同、医疗器械方面开展，但在数据采集、分析、评估等方面均做了新的尝试，更全面地从科学研究、技术转化、临床试验和医疗器械多个角度系统地分析了健康医疗人工智能领域 2014—2023 这 10 年的进展和趋势。除此之外，增加了慢病防治领域人工智能研究热点和趋势分析的内容，选取慢病防治这一全球健康医疗主要挑战领域，对其研究内容进行文本挖掘，揭示该领域人工智能技术的研究热点和趋势，为科学研究者及临床工作者提供了参考。以前文的数据分析，得出的主要结论如下。

一、科学出版物方面

1. 全球健康医疗人工智能领域科学出版物的发表增速放缓，中国追赶全球前沿势头强劲，但影响力待提升　从 2014 年至 2023 年的数据来看，全球健康医疗人工智能科学出版物数量呈现显著增长，尤其是在 2019—2021 年，多个领域的发文量大幅增加。然而，近 3 年全球发文量增速有所放缓，表明该领域的研究逐渐进入成熟期，新的突破性技术或应用场景尚未出现。这一趋势反映了健康医疗人工智能领域在经历了快速爆发式增长后，逐渐进入平稳发展阶段。中国在该领域的表现尤为突出，自 2018 年起发文量快速增长，全球排名第二，仅次于美国。这一增长与中国近年来在人工智能领域的政策支持和科研投入密切相关。自 2016 年国务院办公厅印发《关于促进和规范健康医疗大数据应用发展的指导意见》（国办发〔2016〕47 号）、《新一代人工智能发展规划》（国发〔2017〕35 号）、《关于促进“互联网＋医疗健康”发展的意见》（国办发〔2018〕26 号）、《卫生健康行业人工智能应用场景参考指引》（国卫办规划函〔2024〕420 号）以来，健康医疗人工智能得到快速发展和大力支持，然而，尽管中国在发文量上取得了显著进步，但在高影响力论文和科研机构的表现上仍与美国存在较大差距。这表明，中国在科研质量和影响力方面仍有提升空间，尤其是在国际顶级期刊上发表高被引论文的能力。

2. 中国科研机构潜力巨大但国际竞争力不足　全球范围内，美国的科研机构在健康医疗人工智能领域的科研产出占据绝对优势，哈佛大学、斯坦福大学等机构在发文量上遥遥领先。相比之下，中国的科研机构虽然发文量增长迅速，但尚未有机构进入全球前 10 位。中国科研机构在国际顶级期刊上发表的高被引论文数量较少，且在高影响力论文中作为主要参与者的研究不多，表明中国在科研质量和国际影响力方面仍需提升。这一现象反映出中国科研机构在国际竞争中的相对弱势，尤其是在基础研究和原创性技术突破方面。聚焦国内发文情况，我国科研机构的发文量差距较小，显示出较大的发展潜力。上海交通大学、中山大学、浙江大学等机构在多类健康医疗问题领域均有较高的科研产出，表明这些机构在健康医疗人工智能领域的研究活跃度较高。未来，中国科研机构可以通过加强国际合作、提升科研质量，逐步缩小与国际顶尖机构的差距。

3. 当前健康医疗人工智能研究主要围绕“环境和公共卫生”“卫生保健质量、获取和评价”和“肿瘤”问题展开，其中“机器学习（含深度学习）”是最主要的技术领域　通过对科学出版物的分析，我们发现全球和中国的研究热点高度一致，均集中在上述领域，表明这些问题是 Health AI 技术应用的核心方向。机器学习技术因其在处理复杂、数据密集的健康医疗问题中的优势，成为推动该领域发展的主导力量。在全球范围内，“环境和公共卫生”领域的发文量始终处于领先地位，其次是“卫生保健质量、获取和评价”和“肿瘤”领域。这些领域的研究不仅关注疾病的预防和诊断，还涉及医疗资源的优化和服务质量的提升。特别是在 COVID-19 疫情暴发后，“感染”和“呼吸道疾病”领域的发文量显著增加，反映出健康医疗人工智能技术在应对突发公共卫生事件中的重要作用。从技术领域分布来看，“机器学习（含深度学习）”技术在全球和中国均占据主导地位，全球占比为 70.31%，中国占比更高，达到 82.43%。这一趋势表明，“机器学习”技术在健康医疗人工智能领域的应用已趋于成熟，并成为推动该领域发展的核心技术。相比之下，“机器人”技术的发文量占比相对较低（全球为 19.55%，中国为 10.94%），但其在手术辅助、康复治疗等领域的应用潜力逐渐被挖掘，未来有望成为健康医疗人工智能领域的重要发展方向。“自然语言处理”“决策规则”和“知识库”技术的发文量占比相对较低，研究活跃度较为平稳，表明这些技术在健康医疗人工智能领域的应用相对成熟，但创新空间有限。

二、专利技术方面

1. 全球 Health AI 专利数量增长显著，中国成为主要贡献者但市场化能力不足　从 2014—2023 年的数据来看，全球健康医疗人工智能专利数量呈现显著增长，尤其是在 2019—2021 年，多个领域的专利数量大幅增加。全球专利数量从 2014 年的 395 项增长到 2023 年的 1081 项，增幅超过 170%。中国在这一领域的表现尤为突出，自 2018 年以后，中国 Health AI 专利申请量始终位居世界首位，专利数量从 2014 年的 43 项大幅增加至 2023 年的 432 项，成为全球健康医疗人工智能专利的主要贡献者。这一增长与中国近年来在人工智能领域的政策支持和科研投入密切相关。然而，尽管中国在专利数量上取得了显著进步，但在技术创新到产品转化的能力上仍需加强。全球范围内，专利授权量排名前 10 位的专利权人以大型科技企业为主，如美国的 IBM、高通和英特尔等，而中国专利授权量最高的专利权人主要为高校和科研机构，如浙江大学、清华大学等。这一现象反映出中国在健康医疗人工智能领域的技术创新更多依赖于科研机构，企业参与度较低，市场化能力不足，科技创新缺少与产业创新深度融合，未来需促进技术向企业流动，推动更多面向市场的产品应用。

2. 全球和中国专利技术聚焦领域一致，中国在部分疾病领域的技术创新仍有较大空间　全球范围内，健康医疗人工智能专利技术主要集中在“环境和公共卫生”“卫生保健质量、获取和评价”和“卫生保健设施、人力和服务”领域，在疾病相关领域，“病理状态、体征和症状”“神经系统疾病”和“感染”等领域的专利数量也相对较高，显示出健康医疗人工智能技术在疾病诊断、神经系统疾病管理和感染防控等方面的应用潜力。中国在专利技术聚焦领域与全球趋势高度一致，然而，中国在“心血管疾病”“眼疾病”和“先天性遗传性新生儿疾病和畸形”等领域的专利数量相对较少，显示出这些领域的技术创新仍有较大的发展空间。

3. 科学出版物向专利技术转化分析显示，部分领域的技术转化效率较低　从技术领域分布来看，“机器学习（含深度学习）”技术在全球和中国均占据主导地位，表明该技术在 Health AI 领域的实际应用中占据核心地位。“机器人”技术在全球和中国也表现出较强的应用潜力，“机器人”技术应用潜力逐步释放。进一步通过对科学出版物与专利技术的转化分析发现，全球范围内“环境和公共卫生—机器学习”与“卫生保健质量、获取和评价—机器学习”在科学研究与应用技术中的排名高度一致，表明这些领域的研究成果较为成熟，技术转化效率较高。然而，“肿瘤—机器学习”和“心血管疾病—机器学习”等领域的专利技术排名显著低于科学出版物中的排名，表明这些领域的研究成果向实际应用的转化仍需加强。在中国，“肿瘤—机器学习”和“病理状态、体征和症状—机器学习”等领域的专利技术排名也低于科学出版物中的排名，反映出这些领域的技术转化仍面临较大挑战。未来，中国需进一步加强在“肿瘤”“心血管疾病”等领域的技术转化能力，推动更多科研成果向实际应用转化。

三、临床试验方面

1. 中国已成为健康医疗 AI 临床试验的最主要贡献者　自 2017 年起，全球 AI 临床试验的新增数量呈快速递增趋势，其主要增长来源为中国和美国，且双方呈现出竞争态势。从 2017 年开始，中国已经成为全球每年开展 AI 临床试验数量最多的国家；2020 年中国 AI 临床试验的新增数量达到全球相关临床试验的近 50%。同时，中国从事 AI 临床试验的研究机构也迅速增多。近年来，中国从事过 AI 临床试验的研究机构在全球相关研究机构中占比不断增加，占比超过 20%。这与中国在 2016 年和 2017 年集中推进的一系列“互联网 + 健康医疗”的宏观政策的发展相一致。2016 年 3 月人工智能概念首次进入“十三五”重大工程，2016 年 6 月国务院发布《关于促进和规范健康医疗大数据应用发展的指导意见》，2017 年 1 月国家卫生和计划生育委员会发布《“十三五”全国人口健康信息化发展规划》，2017 年 7 月国务院发布了首份以人工智能为核心规划的《新一代人工智能发展规划》，2017 年 12 月工业和信息化部发布《促进新一代人工智能产业发展三年行动计划（2018—2020 年）》，2018 年 5 月国务院发布《关于促进“互联网 + 医疗健康”发展的意见》。对比世界其他各国医疗人工智能国家战略的发布情况，中国国家层面人工智能政策的出台迅速而密集，中国的智慧医疗行业正进入急速发展的新时期。

2. 健康医疗 AI 临床试验的疾病谱以癌症为主，医疗服务可及性较低地区对医疗 AI 的利用有待加强　对健康医疗领域 AI 临床试验涉及的疾病谱分析显示，我国 AI 临床试验的研究主要集中在癌症、脑卒中等急性心脑血管疾病和不同病因导致的眼疾病。与我国疾病谱不同的是，精神疾病等更多出现在全球 AI 临床试验的研究关键词中。全球 AI 临床试验主要集中在高收入国家，低收入及中低收入国家的 AI 临床试验数量占比不及高收入国家的 10%。同时，医疗可及性较高的国家或地区，其 AI 临床试验的研究量越大。这与应用医疗 AI 缓解地区医疗资源紧缺问题的期望效应并不一致。医疗 AI 在临床实践中的有效应用对于低收入和低医疗可及性的国家提高基层医疗服务能力、质量和效率，缓解医疗资源分配不均等问题具有重要意义。然而，由于研究资源的不均衡，低收入国家缺乏相应的人力与物力资源开展医疗 AI 的相关研究，这可能造成医疗 AI 研究进一步加重现有的国家或地区间医疗服务可及性和质量两极分化的问题。对于医疗 AI 研究与应用所涉及的公平性问题仍有待于进一步的深入探讨。在 AI 临床试验中，低收入国家诊断试验类干预比例较高，高收入国家设备类干预和行为干预比例较高。在低收入国家或地区，利用医疗 AI 设备提高常见疾病的诊断质量与效率，可能更有助于大幅度提高当地的一般健康水平，改善患者预后。同时，随生成式 AI 展现出越来越广泛的应用场景，相关的健康管理设备与临床决策支持系统已经成为当前医疗领域的研究热点。

3. 健康医疗 AI 临床研究与评估方法正在逐步发展　近年间，AI 临床试验的研究设计规范、报告规范都处于发展阶段，但缺乏能被广泛认可的单一指南规范。当前针对 AI 类的研究报告规范的现有指南，包括 CLAIM（医学影像人工智能检查清单）、CONSORT-AI（随机对照试验报告标准 -AI 扩展）、SPIRIT-AI（干预性试验协议项目推荐标准 -AI 扩展）、FUTURE-AI（公平性、普遍性、可追溯性、实用性、稳健性和可解释性 -AI 原则）、MI-CLAIM（临床人工智能建模的最低信息要求）、MINIMAR（医学人工智能报告最低信息标准）和 RQS（放射组学质量评分）。此外，英国国家卫生与临床优化研究所（National Institute for Health and Care Excellence，NICE）的证据标准化评估框架（evidence standards framework, ESF）为评估数字健康技术（digital health technologies, DHTs）提供了系统工具，旨在确保这些技术的安全性、有效性及经济可行性。最初发布于 2018 年，ESF 为技术开发者、政策制定者和医疗系统中的评估者提供指导，帮助判断 DHTs 在实际应用中的价值。随着人工智能技术的广泛应用，特别是自适应算法的引入，NICE 于 2022 年扩展了 ESF，纳入 AI 技术的特定评估标准，以应对动态技术特性和复杂监管需求，可适用于大多数用于健康改善、疾病管理和系统效率提升的 DHT。

4. 当前健康医疗 AI 临床研究证据所面临的挑战　当前 AI 临床研究证据面临入组人群代表性和多重证据来源结果可比性等多重挑战。首先，AI 临床试验的受试者群体存在偏倚。受试者在性别、年龄、种族和民族等关键维度上的分布不均衡。例如，青少年和老年人的代表性不足，少数族裔和特定民族群体的比例也较低。这种不均分布可能导致试验结果对这些群体的适用性受限，进而影响 AI 技术在健康医疗领域应用的公平性和普适性。其次，AI 临床试验结果在不同发表渠道之间存在显著差异。通过对临床试验注册平台和相关数据库中出版物的检索和对比发现，仅有少数试验在注册平台和出版物中均完整报告了结果。总体来看，结果的差异和遗漏现象较为普遍，且两个来源之间未观察到完全一致性。此外，选择性报告现象在不良事件和次要结局指标中尤为明显，这可能导致研究结果的解读存在偏差，影响临床决策的科学性和准确性。

这些问题不仅限制了 AI 技术在健康医疗领域的广泛应用，还可能影响其公平性和普适性。未来的研究需要在设计阶段注重入组人群的多样性，同时加强不同证据来源之间的整合与验证，以提高研究结果的可靠性和一致性，为 AI 技术在健康医疗领域的科学应用提供更坚实的基础。

四、医疗器械方面

1. 全球人工智能医疗器械审批数量快速增长，中国起步较晚但发展迅速，在相关政策支持下，推动规范化发展　全球范围内，人工智能医疗器械的审批数量呈现显著增长趋势，尤其是自 2016 年以来，美国 FDA 批准的人工智能医疗器械数量呈指数型增长，2023 年新增 223 项，累计达到 847 项，显示出人工智能医疗器械正处于快速发展阶段。相比之下，中国在人工智能医疗器械领域的起步较晚，2020 年才批准了首个产品，但截至 2023 年底，中国已批准了 105 个人工智能医疗器械，呈现出稳定增长的趋势。这一增长与中国近年来在人工智能领域的政策支持和市场需求密切相关。自 2019 年以来，中国陆续发布了多项人工智能医疗器械的审评要点和指导原则，如《深度学习辅助决策医疗器械软件审评要点》（2019 年）、《人工智能医用软件产品分类界定指导原则》（2021 年）和《人工智能医疗器械注册审查指导原则》（2022 年）。这些政策文件为人工智能医疗器械的研发、审批和市场化提供了明确的指导，推动了该领域的规范化发展，中国的政策发布主要集中在高风险产品的严格监管上。与之对应的，美国政策发布注重技术创新与市场准入，美国 FDA 自 2019 年以来也发布了多项指导原则，如《基于 AI/ML 的 SaMD 进行修改的拟议监管框架》（2019 年）和《医疗器械开发中的良好机器学习实践：指导原则》（2021 年）。这些政策文件不仅规范了人工智能医疗器械的审批流程，还强调了技术创新和市场准入的重要性，推动了人工智能医疗器械的市场化快速发展。

2. 全球范围内人工智能医疗器械的监管和审批仍缺少达成共识的统一标准及框架，阻碍人工智能医疗器械全球监管和性能评估的开展 人工智能医疗器械的监管审批标准尚未在全球范围内达成共识。各国对人工智能医疗器械的风险等级划分和审批流程存在显著差异。中国根据《人工智能医用软件产品分类界定指导原则》，将人工智能医疗器械分为第二类和第三类，主要依据其预期用途和算法成熟度。对于算法成熟度低、安全性和有效性尚未充分验证的产品，通常按第三类（高风险）进行严格监管。相比之下，美国 FDA 主要通过 510（k）途径审批人工智能医疗器械，占比高达 96.8%，表明大多数产品属于中、低风险类别。这种监管标准的不统一不仅影响了人工智能医疗器械的全球部署，还对真实世界中的性能评估和监管造成了阻碍。由于不同国家的监管要求不同，同一款产品在不同国家的审批流程和风险等级认定可能存在差异，增加了企业的市场准入成本。此外，人工智能医疗器械在真实医疗服务环境中的性能可能存在下降，如何在全球范围内建立统一的监管框架，确保产品的安全性和有效性，是当前面临的重要挑战。

3. 中国人工智能医疗器械当前应用场景单一，技术多样性不足　从应用领域来看，中国的人工智能医疗器械主要集中在医学影像分析领域，尤其是 CT 影像的处理。这一领域的技术发展较为成熟，市场需求也较高。然而，与美国相比，中国在人工智能医疗器械的应用场景上仍显单一。美国的人工智能医疗器械不仅覆盖放射科 / 影像科，还涉及心血管科、神经科、血液科等多个医学专业领域，且能够处理更多模态的医学数据，如细胞识别、体液分析、菌落成像等。这种应用场景的单一性反映了中国在人工智能医疗器械研发上的局限性。尽管中国在 CT 影像处理方面取得了显著进展，但在其他类型的医学数据处理上仍显不足。随着医疗数据的不断增长和多样化，如何扩展人工智能技术的应用场景，提升其在更多医学领域的应用潜力，是中国未来需要重点解决的问题。

五、慢病防治研究热点方面

1. 疾病诊断与预测是人工智能技术在慢病防治领域的核心任务　2014—2023 年慢病防治领域人工智能技术的科技创新以疾病诊断和预测为应用最多的医学任务，尤其是在临床试验中占比高达 82.65%，这一高比例反映了医疗机构和研究者对提高诊断准确性和预测能力的需求，慢病（心血管疾病、呼吸系统疾病、癌症和代谢性疾病）通常具有长期性、复杂性和多样性，传统的诊断方法通常难以满足精准医疗的要求，而人工智能技术通过大数据分析和机器学习算法，能够从海量的医学数据中提取出有价值的信息，显著提高了疾病诊断的准确性和预测的可靠性。AI 技术通过处理大规模、多维度的医疗数据（如医学影像、电子健康记录、基因组数据等），能够快速识别疾病模式，提供精准的诊断和预测结果。在现有多类型科技创新成果中，尝试使用多模态医学数据进行疾病的诊断与预测，如医学影像、基因组数据、电子健康记录、电信号数据等，未来，AI 模型应更加注重多模态数据的融合，通过整合不同来源的信息，提升诊断和预测的准确性。

2. 多模态医学数据的处理为疾病的诊断与预测提供了新的机遇和挑战　多模态医学数据的处理是当前人工智能在慢病防治领域的一个重要研究方向，医学影像数据的分割和特征学习是其中重要的组成。通过深度学习技术，AI 模型能够从 CT、MRI、PET 等医学影像中提取出病变区域的形态、纹理和功能特征。

然而，影像数据虽然直观，但其信息量有限，尤其是在早期疾病诊断中，单一的影像数据可能无法捕捉到细微的病理变化，以及疾病发生发展的规律，在未来的研究中结合基因组数据、电子健康记录等多模态数据，能够弥补影像数据的不足，补充患者的病史、用药情况等临床信息能够更全周期、全过程地检测疾病发生发展规律，给予早期诊断和治疗完善。其次，基因组数据在疾病预测中具有独特的优势，通过分析基因表达、突变和表观遗传学数据，AI 模型可以识别出与疾病相关的生物标志物，从而构建疾病检测模型，实现早期预警和个性化治疗。然而，基因组数据的复杂性和高维度特性使得其单独使用时通常面临过拟合和解释性差的问题，解决基因组数据的过拟合和解释性差是未来该领域努力的方向。电子健康记录是另一个重要的多模态数据来源，包含了患者的病史、实验室检查结果、用药记录等丰富的临床信息，能够为 AI 模型提供全面的背景信息，然而，EHR 数据的非结构化和异质性特点使得其处理较为复杂，通过自然语言处理技术，AI 模型可以从电子健康记录中提取出关键信息，辅助个性化治疗。基于电信号数据的疾病诊断和异常检测研究也逐渐成熟，如脑电图和心电图数据，在神经系统疾病和心血管疾病的诊断中是人工智能模型研究和分析的基础。通过深度学习技术，AI 模型能够从脑电图和心电图数据信号中提取出与疾病相关的波形特征，如癫痫发作的异常放电或心律失常的波形变化，进而实现身体功能异常或疾病诊断。然而，电信号数据的动态性和噪声干扰对模型准确性造成阻碍，如何解决该局限是未来应探究的重点。慢病防治人工智能领域多维度科技创新未来发展方向应更加注重多模态医学数据的融合与协同。首先，需要开发更高效的多模态数据融合算法，以解决不同数据源之间的异质性和不一致性问题，并捕捉数据之间的复杂关系。其次，AI 模型应具备更强的解释性，能够清晰地展示多模态数据在疾病诊断与预测中的贡献，从而增强临床医师的信任和接受度。最后，随着隐私保护和数据安全问题的日益突出，如何在多模态数据处理中保护患者隐私也是一个重要的研究方向。

3. 人工智能在慢病日常管理与身体功能监测领域具有巨大应用潜力　人工智能通过实时监测技术与健康管理方案制订能够实现慢病管理的精确性和个性化。通过可穿戴设备实时收集个人的生理指标，利用深度学习算法对收集的数据进行分析和处理，精准识别当前个体的行为状态及身体功能情况，如运动状态、昼夜节律、呼吸功能、心脏功能，为慢病日常监测提供了便捷技术。此外，人工智能可以根据患者的日常活动、饮食习惯和睡眠模式，生成个性化的运动计划和饮食建议并识别健康风险因素，帮助患者更好地管理糖尿病、高血压等慢病。例如，支持向量回归算法可以预测未来血糖水平，并为患者提供预警，帮助他们更好地管理糖尿病。当前在多维度慢病防治人工智能相关研究中，主要围绕高血压和糖尿病两个领域开展科技创新，并且在总体数量中占比不显著，随着对慢病日常管理和疾病康复的重视，人工智能不仅主要在疾病的诊断和预测中进行赋能，还应向持续的、动态的、精准的、个性化的日常身体功能监测及康复护理方案制订等健康管理任务领域发展，实现慢病防治全周期、全过程的人工智能赋能管理。

参考文献

郑晓琼，2019. 美国 FDA 有效实施医疗器械唯一标识（UDI）系统的经验启示 [J]. 中国医药导刊，21（10）: 630–638.

CREW B, 2020. Artificial-intelligence research escalates amid calls for caution[J]. Nature, 588(7837): S101–S101.

CRUZ RIVERA S, LIU X, CHAN A-W, et al., 2020. Guidelines for clinical trial protocols for interventions involving artificial intelligence: the spirit-AI extension: 9[J]. Nature Medicine, 26(9): 1351–1363.

FARIS O, SHUREN J, 2017. An FDA viewpoint on unique considerations for medical-device clinical trials[J]. The New England Journal of Medicine, 376(14): 1350–1357.

FDA, 2021. Artificial intelligence and machine learning in software as a medical device[EB/OL]. FDA, (2021–09–22)[2024–12–19]. https://www.fda.gov/medical-devices/software-medical-device-samd/artificial-intelligence-and-machine-learning-software-medical-device.

FDA, 2022. Global approach to software as a medical device[EB/OL]. FDA, (2022–09–27)[2024–12–19]. https://www.fda.gov/medical-devices/software-medical-device-samd/global-approach-software-medical-device.

FORSYTH J R, CHASE H, ROBERTS N W, et al.,2021. Application of the national institute for health and care excellence evidence standards framework for digital health technologies in assessing mobile-delivered technologies for the self-management of type 2 diabetes mellitus: scoping review[J]. JMIR Diabetes, 6(1): e23687.

HAAKENSTAD A, YEARWOOD J A, FULLMAN N, et al., 2022. Assessing performance of the healthcare access and quality index, overall and by select age groups, for 204 countries and territories, 1990–2019: a systematic analysis from the global burden of disease study 2019[J]. The Lancet Global Health, 10(12): e1715–e1743.

HEALTH C FOR D AND R, 2022. Policy for device software functions and mobile medical applications[EB/OL]. FDA, (2022–09–27)[2024–12–19]. https://www.fda.gov/regulatory-information/search-fda-guidance-documents/policy-device-software-functions-and-mobile-medical-applications.

LENHARO M, 2023. An ai revolution is brewing in medicine. what will it look like[J]. Nature, 622(7984): 686–688.

LIU X, CRUZ RIVERA S, MOHER D, et al., 2020. Reporting guidelines for clinical trial reports for interventions involving artificial intelligence: the consort-AI extension: 9[J]. Nature Medicine, 26(9): 1364–1374.

LOW J L, HUANG Y, SOOI K, et al., 2022. Real-world assessment of attenuated dosing anti-pd1 therapy as an alternative dosing strategy in a high-income country (as defined by world bank)[J]. Frontiers in Oncology, 12: 932212.

NAGENDRAN M, CHEN Y, LOVEJOY C A, et al., 2020. Artificial intelligence versus clinicians: systematic review of design, reporting standards, and claims of deep learning studies[J]. BMJ, 368: m689.

PARK Y, JACKSON G P, FOREMAN M A, et al., 2020. Evaluating artificial intelligence in medicine: phases of clinical research[J]. JAMIA Open, 3(3): 326–331.

TOPOL E J, 2019. High-performance medicine: the convergence of human and artificial intelligence[J]. Nature Medicine, 25(1), 44-56.

VASEY B, NAGENDRAN M, CAMPBELL B, et al., 2022. Reporting guideline for the early stage clinical evaluation of decision support systems driven by artificial intelligence: decide-ai[J].

BMJ, 377: e070904.

WORLD HEALTH ORGANIZATION, 2016. Monitoring and evaluating digital health interventions: a practical guide to conducting research and assessment[M/OL]. Geneva: World Health Organization, 2016. https://apps.who.int/iris/handle/10665/252183.

WORLD HEALTH ORGANIZATION, 2023. World Health Statistics 2023 [EB/OL]. Retrieved December 19, 2024, from https://cdn.who.int/media/docs/default-source/gho-documents/world-health-statistic-reports/2023/world-health-statistics-2023_20230519_.pdf.